CIÊNCIA DA PREVENÇÃO NO AMBIENTE CORPORATIVO

abordagens humanizadas dirigidas a comportamentos de risco e dependências

Associação Beasileira de Estudos
do Álcool e Outras Drogas (ABEAD)

ORGANIZADORAS
Alessandra Mendes Calixto
Ana Cecilia Petta Roselli Marques
Selene Franco Barreto

CIÊNCIA DA PREVENÇÃO NO AMBIENTE CORPORATIVO

abordagens humanizadas dirigidas
a comportamentos de risco
e dependências

Artesã ABEAD

Ciência da prevenção no ambiente corporativo: abordagens humanizadas dirigidas a comportamentos de risco e dependências

DIRETOR
Alcebino Santana

DIREÇÃO DE ARTE
Tiago Rabello

PREPARAÇÃO DE ORIGINAIS
Andreia Amaral

CAPA
Keille Lorainne

PROJETO GRÁFICO E DIAGRAMAÇÃO
Marcos Digues

REVISÃO
Débora Zacharias

Catalogação na publicação
Elaborada por Bibliotecária Janaina Ramos – CRB-8/9166

C569

Ciência da prevenção no ambiente corporativo: abordagens humanizadas dirigidas a comportamentos de risco e dependências / Organização de Alessandra Mendes Calixto, Ana Cecilia Petta Roselli Marques, Selene Franco Barreto; Prefácio de Angelo Campana. – Belo Horizonte: Artesã, 2025.

176 p.; 16 X 23 cm

ISBN 978-85-7074-166-0

1. Abuso de drogas e substâncias - Prevenção e serviços relacionados. I. Calixto, Alessandra Mendes (Organizadora). II. Marques, Ana Cecilia Petta Roselli (Organizadora). III. Barreto, Selene Franco (Organizadora). IV. Campana, Angelo (Prefácio). V. Título.

CDD 362.29

Índice para catálogo sistemático
I. Abuso de drogas e substâncias - Prevenção e serviços relacionados

IMPRESSO NO BRASIL
Printed in Brazil

(31) 2511-2040 (31) 99403-2227
www.artesaeditora.com.br
Rua Rio Pomba 455, Carlos Prates - Cep: 30720-290 | Belo Horizonte - MG
/artesaeditora

Sumário

Parte II:
Políticas e Ferramentas de Intervenção

Parte III
Saúde Mental e Abordagens Complementares

Prefácio

Angelo Campana

A prevenção do uso de álcool e drogas nas empresas tem recebido especial atenção desde os primórdios da ABEAD. Em 1985, por exemplo, a ainda precursora ABEAA (Associação de Estudos do Álcool e Alcoolismo) promoveu seu primeiro curso sobre alcoolismo e empresas, ministrado por mim, durante o 5º Congresso Brasileiro de Alcoolismo, ocorrido em São Paulo. A partir daí, em todos os congressos subsequentes o mesmo curso foi ofertado, inicialmente com o Dr. Dagoberto Requião, por alguns anos, e, posteriormente, com o Dr. Joaquim Ferreira de Melo Neto e Selene Franco Barreto, atualmente presidente da ABEAD, e que mantém essa importante iniciativa até hoje.

Nos anos 1980, tivemos duas iniciativas pioneiras de prevenção ao alcoolismo nas empresas, considerando aquelas com uma estrutura definida e pesquisa de resultados. Uma delas ocorreu em São Paulo, em uma multinacional americana que trouxe o modelo importado e pronto. A outra foi implementada em Porto Alegre, numa empresa estatal de telefonia, com um programa desenvolvido na própria empresa, sob minha supervisão.

Em 1987, tive a oportunidade de lançar a primeira publicação sobre o tema no meio científico: um capítulo intitulado "Álcool e empresas", na também pioneira edição do livro *Alcoolismo hoje*, do Dr. Sergio de Paula Ramos e colaboradores. A literatura sobre o assunto e as publicações a respeito eram escassas. O tema despertou interesse imediato na comunidade cientifica e empresarial, pois a lógica era que a empresa reunia pessoas ainda em fase produtiva e, consequentemente, com menos problemas relacionados ao consumo de álcool, tornando-se um local privilegiado para a prevenção do avanço do alcoolismo ou de sua instalação. Ao mesmo tempo, pesquisas já demonstravam os prejuízos desse consumo na produtividade, principalmente ligados ao absenteísmo e a acidentes de trabalho.

O número de empresas interessadas se multiplicou rapidamente, ao ponto de, anos mais tarde, o SESI criar um programa com supervisão internacional para ser ofertado aos seus associados, oferecendo vantagens também se obter a ISO 9000. Apesar do interesse da ABEAD em promover cursos e encontros ao longo de sua trajetória, a carência de pesquisas e publicações nessa área persistiu até hoje.

O livro em questão, *A prevenção do uso de álcool e drogas nas empresas*, vem suprir essa lacuna reunindo temas atualizados com a realidade das empresas e os melhores especialistas na área. Como toda publicação, ele não se esgota em si, porém serve de estímulo e guia para quem pretende atuar nesse segmento.

Continuamos a acreditar que escolas e empresas constituem um local privilegiado para a prática da prevenção, com resultados cientificamente comprovados. Essa abordagem diminui os problemas relacionados ao uso de álcool e outras drogas, criando um ambiente de saúde plena e, no caso das empresas, contribui para uma melhor produtividade e maior interesse dos trabalhadores em seu ofício.

Angelo Campana
Médico psiquiatra e membro-integrante
do conselho consultivo da ABEAD

Apresentação

Prevenção ao uso de álcool e drogas nas empresas – Um legado do 1º Encontro da ABEAD em 2024

Selene Franco Barreto

Em um cenário mundial em que a saúde mental e o bem-estar dos trabalhadores são postos à prova, a questão do uso nocivo de álcool e outras drogas nas empresas emerge não apenas como um desafio de saúde pública, mas como um imperativo estratégico para a sustentabilidade organizacional.

Para enfrentar a complexidade desse panorama, a Associação Brasileira de Estudos do Álcool e Drogas (ABEAD), cumprindo sua missão de trabalhar na prevenção e fomentar o conhecimento e a prática responsável, realizou, em 2024, o 1º Encontro de Empresas, no Rio de Janeiro. Esse congresso reuniu gestores de Recursos Humanos, Qualidade, Segurança, Meio Ambiente, Saúde e outros profissionais interessados em atualização e estratégias de prevenção ao comportamento adicto, de risco e problemas relacionados ao uso nocivo de álcool e outras drogas no ambiente corporativo. Na abertura do evento, destacou-se a urgência de consolidar abordagens interdisciplinares e baseadas em evidências para orientar políticas efetivas de prevenção nas organizações, tendo como foco a economia, a saúde e a segurança das empresas.

Figura 1 – Cartaz informativo sobre o Encontro das Empresas promovido pela ABEAD em 2024, no Rio de Janeiro

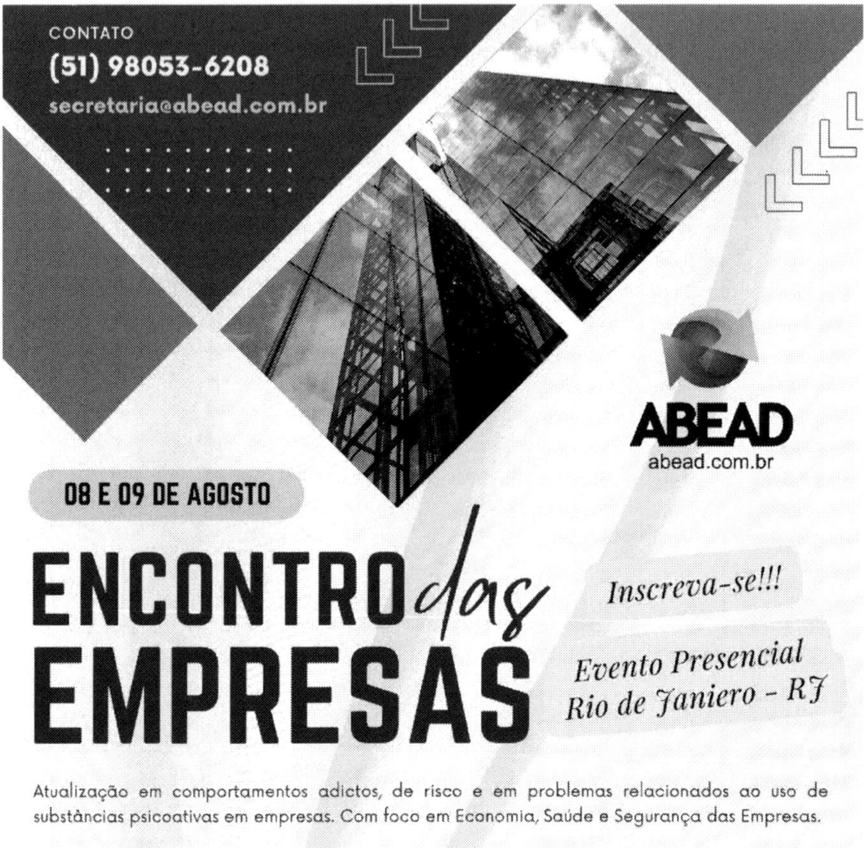
CONTATO
(51) 98053-6208
secretaria@abead.com.br
ABEAD
abead.com.br
08 E 09 DE AGOSTO
ENCONTRO das EMPRESAS
Inscreva-se!!!
Evento Presencial
Rio de Janiero - RJ
Atualização em comportamentos adictos, de risco e em problemas relacionados ao uso de substâncias psicoativas em empresas. Com foco em Economia, Saúde e Segurança das Empresas.

A iniciativa do Encontro de Empresas da ABEAD não é um fato isolado, mas a continuidade de uma trajetória iniciada há décadas. Entre 1991 e 2001, a instituição já promovia edições do Fórum de Empresas, um dos primeiros eventos a abrir espaço para discussões sobre problemas relacionados ao uso abusivo de álcool e drogas no ambiente de trabalho. A relevância desses debates foi confirmada por uma pesquisa realizada em 2003 com 35 empresas cariocas e que comprovou a importância de manter um evento específico sobre essa temática.

Foi assim que, em 2004, nasceu o Encontro Interativo de Empresas, e, em 2005, o segundo encontro, que evoluiu para o Projeto

Interagir, com o objetivo de suprir a crescente demanda por profissionais na área. Ao logo dos anos, o Encontro Interativo contou com o apoio de grandes empresas como Petrobras, Petrobras Distribuidora, Furnas, Eletronuclear, e a ABEAD expandiu suas ações, participando ativamente na Política Nacional sobre Drogas (PNAD). Nessa época, SENAD/SESI/UFSC promoveram uma parceria para oferecer o ensino a distância ofertando o curso Conhecer para Ajudar, desenvolvendo guias de boas práticas no ambiente de trabalho, com a participação de profissionais da ABEAD. Essa rica história pavimentou o caminho para o congresso de 2024, reafirmando o compromisso contínuo da instituição em fazer a diferença na qualidade de vida das pessoas por meio de melhores ações preventivas.

Figura 2 – Os Encontros das Empresas sempre contaram com apoio e participação da ABEAD.

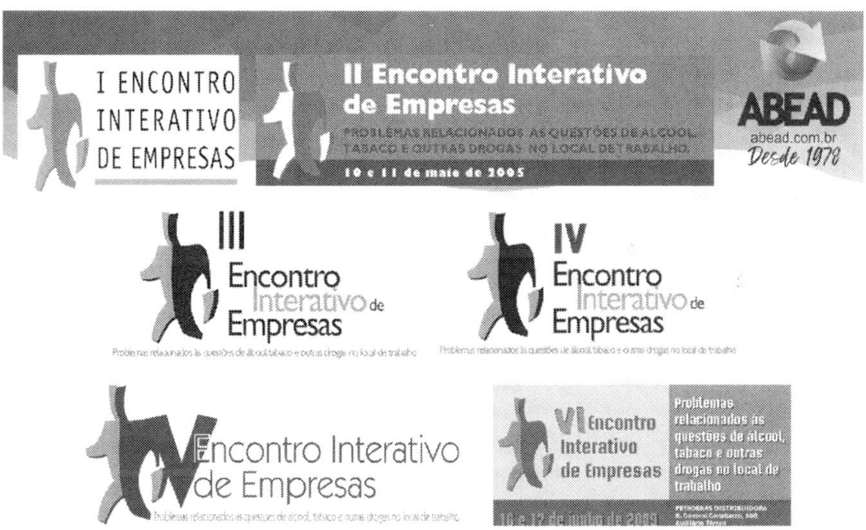

Panorama atual: dados, novos desafios e vulnerabilidades

Os dados são alarmantes: o uso nocivo de álcool é responsável por cerca de 3 milhões de mortes anuais em todo o mundo, representando mais de 5% da mortalidade global. No Brasil, a prevalência de consumo pesado evoluiu de 6,1%, em 2013, para 7,3%, em 2019, com maior incidência entre homens (9,7%) do que entre mulheres (5,2%). Quanto às substâncias ilícitas, estima-se que 296 milhões de pessoas tenham usado drogas ao menos uma vez em 2021, um aumento de 23% em relação à década anterior, e quase 40 milhões desenvolvem transtornos associados ao uso.

Esse cenário de vulnerabilidade é agravado por outras preocupações na esfera da saúde e segurança, como os acidentes de trabalho no Brasil: ocorre um acidente de trabalho a cada 48 segundos. Conforme o Observatório de Segurança e Saúde no Trabalho, a cada 3 horas e 38 minutos, uma vida é perdida devido a essas ocorrências.

Nesse cenário, emergem novas preocupações: o *burnout*, reconhecido pela Organização Mundial de Saúde OMS como síndrome ocupacional, já atinge cerca de 20% dos trabalhadores em setores de alta demanda, evidenciando a necessidade de programas corporativos de promoção do bem-estar mental. Os riscos psicossociais, por sua vez, aparecem entre as principais causas de adoecimento ocupacional. A OMS e a Organização Internacional do Trabalho (OIT) apontam que a depressão e a ansiedade custam 1 trilhão de dólares à economia mundial por ano. No Brasil, em 2024, ocorreram 470 mil afastamentos por transtornos mentais.

Paralelamente, observa-se crescimento significativo no consumo de álcool pelas mulheres, impactando o número de dependentes químicas, reflexo de fatores socioeconômicos e de gênero que intensificam vulnerabilidades. Além disso, o impacto das redes sociais, ao fomentar comparações idealizadas, tem agravado quadros de depressão e ansiedade, criando um terreno fértil para o uso nocivo de substâncias como mecanismo de enfrentamento. Tudo isso ressalta a complexidade dos desafios atuais e a importância de políticas preventivas integradas.

Às camadas mais vulneráveis da população, em especial pessoas negras e de baixa renda, somam-se marcadores de exclusão social e dificuldade de acesso a serviços de saúde e tratamento. A desigualdade racial e econômica agrava o estigma e dificulta a adesão a políticas preventivas, ampliando o risco de consumo nocivo e suas consequências.

Esses grupos apresentam menor cobertura por programas corporativos de saúde e enfrentam barreiras para acolhimento terapêutico, o que reforça a necessidade de ações afirmativas e de equidade nas intervenções de prevenção.

Custos e compromissos: a prevenção como imperativo ético e estratégico

O uso nocivo de álcool e outras drogas impõe elevados custos sociais e corporativos: absenteísmo, presenteísmo, acidentes de trabalho, diminuição de produtividade, aposentadoria precoce, idas constantes ao posto médio, enfraquecimento da imagem da empresa. Estudos nacionais indicam que, apenas em seis estados, os gastos públicos com repressão às drogas somam 7,7 bilhões de reais ao ano, sem contar o custo invisível do adoecimento.

Por trás de cada estatística, há uma vida, uma família, um potencial produtivo impactado. O compromisso com a prevenção é, antes de tudo, um compromisso com a pessoa, com a sua saúde, segurança e com a sua plena capacidade de contribuir para a sociedade. Nesse sentido, a prevenção eficaz transcende a mera gestão de riscos; ela se insere na construção de um ambiente de trabalho que promova a saúde integral, a segurança psicológica e o desenvolvimento pleno dos trabalhadores.

Alinhar programas de prevenção à Agenda 2030 e aos Objetivos de Desenvolvimento Sustentável (ODS) é imperativo para as empresas que buscam responsabilidade social e competitividade. Em particular, o ODS 3 (Saúde e Bem-Estar) orienta a promoção de ambientes de trabalho saudáveis e a redução de mortes prematuras por doenças relacionadas ao uso nocivo de substâncias. O ODS 8 (Trabalho Decente e Crescimento Econômico) reforça a importância de práticas laborais que previnam o burnout e garantam dignidade ao trabalhador. Já o ODS 12 (Consumo e Produção Responsáveis) convoca organizações a promoverem políticas que desestimulem padrões de consumo nocivo. Integrar esses compromissos fortalece a cultura organizacional e demonstra a contribuição da empresa para as metas globais de desenvolvimento sustentável.

O papel estratégico das empresas na prevenção

Historicamente, a abordagem do uso de substâncias no ambiente de trabalho se deu de forma predominantemente punitiva. Contudo, a compreensão contemporânea do tema, embasada na saúde pública e em evidências científicas, redireciona o foco para a prevenção e o apoio, reconhecendo a complexidade do problema e a responsabilidade compartilhada.

As organizações podem reduzir riscos por meio de políticas internas alinhadas à NR 1 (Norma Reguladora 1), do Ministério do Trabalho: treinamentos para lideranças, campanhas educativas, rastreamento de casos e encaminhamento a serviços de apoio psicossocial.

Evidências mostram que intervenções estruturadas, combinando ações coletivas e suporte individualizado, reduzem em até 30 % o consumo nocivo de álcool entre empregados e diminuem faltas e afastamentos. O êxito dessas políticas, no entanto, reside em sua natureza multidisciplinar e intersetorial, exigindo o engajamento não apenas das áreas de saúde e segurança, mas da alta liderança, do RH, do jurídico e de toda a organização, para que se crie uma cultura de cuidado e apoio mútuo.

Em um contexto no qual a literatura nacional sobre prevenção de álcool e drogas no ambiente corporativo ainda carece de uma abordagem integrada e baseada em evidências, este livro se posiciona como um referencial importante. Aqui, sistematizamos debates e pesquisas apresentados no congresso de 2024, reunindo contribuições que vão dos fundamentos neurobiológicos aos modelos de avaliação de resultados em programas corporativos de prevenção. Cada capítulo oferece análises teóricas, dados empíricos e estudos de caso, formando um referencial importante para planejar, implementar e monitorar estratégias de prevenção ao uso de álcool e outras drogas nas empresas.

Sabemos, no entanto, que a transposição da teoria à prática apresenta desafios significativos: a resistência cultural, a escassez de recursos, a necessidade de capacitação e a superação de estigmas e crenças limitantes ainda são barreiras a serem transpostas. Superar o estigma associado ao uso de substâncias é, de fato, um dos grandes desafios que o conhecimento busca combater. Ao oferecer uma base sólida de informações e estratégias, este livro visa desmistificar o tema e estimular uma cultura organizacional de abertura e apoio, onde a busca por ajuda seja vista como um ato de força, e não de fraqueza. É para desmistificar e instrumentalizar as organizações diante desses obstáculos que este livro se torna uma ferramenta valiosa.

O legado e o futuro da prevenção

Esperamos que esta obra inspire empresários, gestores e profissionais a adotar uma abordagem proativa e embasada em conhecimento científico. Além dos imperativos econômicos e dos alinhamentos com a agenda global de sustentabilidade, a atuação das empresas na prevenção é, acima de tudo, um posicionamento ético e um reconhecimento de sua responsabilidade com a vida e a dignidade de seus funcionários. A prevenção ao uso nocivo de substâncias deve ser elevada à condição de pilar na cultura organizacional, contribuindo não só para a saúde individual dos trabalhadores, mas também para a sustentabilidade e resiliência das próprias empresas.

Referências

ESTUDO aponta dados sobre drogas na saúde pública global. *O Globo*, 7 abr. 2025. Disponível em: https://oglobo.globo.com/google/amp/patrocinado /dino/ noticia/2025/04/07/estudo-aponta- dados-sobre-drogas-na-saude-publica-global.ghtml. Acesso em: 21 maio 2025.

FUNDAÇÃO OSWALDO CRUZ. *Boletim especial*: Uso de álcool e outras drogas no Brasil – Tendências e desafios. Rio de Janeiro: Fiocruz, 2023. Disponível em: https://portal.fiocruz.br/boletim-uso-de-alcool-e-drogas. Acesso em: 21 maio 2025.

Instituto Brasileiro de Geografia e Estatística (IBGE). *Pesquisa Nacional de Saúde 2019*: hábitos de vida, doenças crônicas e saúde bucal – Brasil e grandes regiões. Rio de Janeiro: IBGE; Brasília: Ministério da Saúde, 2020.

NÚMERO de mulheres que abusam do álcool cresce mais do que de homens. *O Globo*, 14 nov. 2018. Disponível em: https://oglobo.globo.com/brasil/numero-de-mulheres-que-abusam-do-alcool-cresce-mais-do-que-de-homens-23831719. Acesso em: 21 maio 2025.

SOARES, M. C.; LIMA, R. A. *et al. Custos da guerra às drogas no Brasil.* Brasília: Ipea, 2020.

UNITED NATIONS OFFICE ON DRUGS AND CRIME. *World Drug Report 2021*. Viena: United Nations, 2021.

UNITED NATIONS OFFICE ON DRUGS AND CRIME. *World Drug Report 2022*. Viena: United Nations, 2022.

WORLD HEALTH ORGANIZATION. *Burn-out an "occupational phenomenon"*: International Classification of Diseases. 11th Rev. Geneva: World Health Organization, 2019.

WORLD HEALTH ORGANIZATION. *Global status report on alcohol and health 2018*. Geneva: World Health Organization, 2018.

Parte I:
Fundamentos e Visão Estratégica da Prevenção

CAPÍTULO 1

A ciência da prevenção aplicada às empresas

Ana Cecilia Petta Roselli Marques

Introdução

O uso de substâncias de abuso (SA) no ambiente de trabalho ou fora dele representa um desafio crescente para empresas de todos os setores, com impactos significativos na saúde física, mental e social dos trabalhadores e de seu entorno, na segurança e na produtividade.

Ao longo das últimas décadas, estratégias de prevenção relacionadas a vários temas vêm sendo desenvolvidas e incorporadas às políticas organizacionais, a partir de uma base científica consolidada por meio de experiências práticas internacionais e nacionais. Este capítulo apresenta uma visão sobre a aplicação da ciência da prevenção voltada ao uso de SA e suas consequências no contexto corporativo, discutindo sua origem, fundamentos teóricos, evidências empíricas e implicações práticas.

A partir de uma análise histórica e legislativa, serão abordadas experiências internacionais (Estados Unidos, Nova Zelândia, Portugal, Suécia), diretrizes da Organização Mundial da Saúde (OMS) e da Organização Internacional do Trabalho (OIT), bem como dados epidemiológicos, estudos sobre os impactos na saúde mental, custos associados ao uso de SA pelos colaboradores usuários e, por fim, os programas nacionais já avaliados.

O papel estratégico da prevenção no fortalecimento da qualidade de vida dos servidores é incontestável.

História das políticas de drogas nas empresas

Desde a Revolução Industrial, o mundo corporativo passou a se organizar em torno da produtividade e da relação custo-benefício de ações voltadas para a saúde e bem-estar dos trabalhadores. Até a década de 1970, as iniciativas preventivas em relação ao uso de SA no ambiente de trabalho eram pontuais, baseadas em palestras, incentivo a opções de lazer, grupos de Alcoólicos Anônimos (AA) e, em casos extremos, internação ou demissão (Machado e Boarini, 2013).

Em 1980, o Drug-Free Federal Workplace Program foi implantado nas empresas americanas, incluindo a testagem toxicológica como parte de suas políticas corporativas. Diversos estudos passaram a avaliar a aplicabilidade dessa abordagem em contextos clínicos, judiciais e de segurança, utilizando matrizes biológicas como urina, sangue, saliva e cabelo (Drug Free Federal Workplace Program, 1990).

A Nova Zelândia, entre 1980 e 2003, adotou modelos semelhantes em seus programas empresariais, combinando estratégias de educação e treinamento, manejo de comportamentos de risco, reabilitação e testagens regulares. A testagem passou a ser utilizada após a ocorrência de acidentes, reforçando o foco na segurança e na proteção da vida no ambiente laboral e, em seguida, como critério de admissão (Carvalho, 1997).

O impacto do uso de SA

Estudos realizados pelo Office of National Drug Control Policy (ONDCP, 1990) dos Estados Unidos, demonstraram que o custo de um usuário de drogas para a empresa era o dobro do de um não usuário, e os prejuízos estavam relacionados ao absenteísmo e à saúde. Estimou-se um custo anual de US$ 9.600 por usuário, com um impacto social total de US$ 70 milhões anuais.

O relatório Drug Free in the Workplace (Montoya, 1995) indicou uma diferença expressiva no número de acidentes por milhão de horas trabalhadas entre empresas com programas de prevenção e aquelas sem qualquer política implementada: o número de acidentes foi, significativamente, menor em empresas com programas estruturados, sugerindo que a adoção de estratégias preventivas está associada à melhoria dos indicadores de segurança no trabalho (Montoya, 1995).

Um estudo clássico publicado no New England Journal of Medicine demonstrou que mesmo pequenas doses de álcool prejudicavam o desempenho psicomotor de pilotos em simuladores de voo (Modell e Mountz; 1990). Antes da ingestão de álcool, apenas 10% dos participantes não conseguiram realizar a atividade com excelência. Após a ingestão de dois copos de cerveja e 20 minutos de espera, esse número saltou para 89%. E, mesmo 14 horas após o consumo, 65% dos testados ainda apresentavam desempenho insuficiente. Esses dados evidenciam que pequenas quantidades de álcool podem comprometer atividades que exigem atenção e precisão, com efeitos prolongados no tempo.

Um levantamento realizado pelo Grupo Coordenador para a Prevenção de Toxicodependências e Alcoologia da Marinha de Portugal revelou que 70% dos militares apresentavam consumo abusivo de álcool e 63% faziam uso de outras drogas. A relação entre consumo e vínculo empregatício foi expressiva, situando-se em 49% para usuários e em 35% para consumidores que também atuavam como "traficantes" (Marinha de Portugal, 2018; APMAAT, 2018).

Em resposta a esse cenário, a Organização Mundial da Saúde (OMS) e a Organização Internacional do Trabalho (OIT) passaram a apoiar os Programas de Assistência aos Trabalhadores da Marinha, cujos dados foram registrados pelo Instituto da Droga e da Toxicodependência (IDT) em 1996 (OMS e OIT, 1996).

O ONDCP mostrou que o custo social das drogas ilícitas nos Estados Unidos – considerando problemas com saúde, leis, acidentes automobilísticos, criminalidade e perda de produtividade – chegou a

US$ 137 bilhões, sendo US$ 92 bilhões relacionados à cocaína, US$ 21 bilhões à heroína, US$ 17 bilhões à maconha e US$ 7 bilhões a outras substâncias (ONDCP, 2004).

Absenteísmo, o 1º indicador de problemas

O absenteísmo pode ser causado por diversos fatores, entre os quais se destacam condições inadequadas no ambiente de trabalho - como contextos estressantes, inseguros ou marcados por uma cultura corporativa fraca –, além da evidência dos impactos das doenças crônicas não transmissíveis (DCNT) e transtornos mentais não tratados.

Para enfrentar tais causas e promover um ambiente laboral mais saudável, as empresas precisam investir em avaliações de risco voltadas à melhoria das condições físicas e organizacionais, garantindo infraestrutura segura e ergonômica. Além disso, é fundamental promover eficiência e segurança, implementar programas regulares de saúde, como check-ups frequentes e incentivo à mudança do estilo de vida, e assegurar apoio psicológico e aconselhamento em saúde mental.

Outra política relevante inclui o desenvolvimento de planos de carreira, com reconhecimento e valorização dos profissionais, o que contribui diretamente para o engajamento e bem-estar dos trabalhadores.

O avanço das ações preventivas

No final do século passado, os Determinantes Sociais de Saúde (DSS), isto é, as condições sociais, econômicas, culturais e ambientais nas quais as pessoas nascem, crescem, vivem, trabalham e envelhecem - e que influenciavam, fortemente, seus níveis de saúde e bem-estar - vinham sendo estudados. Esses fatores iam além das escolhas individuais e englobavam aspectos como apego ao cuidador, acesso à educação de qualidade, renda, ambiente de trabalho, acesso a serviços de saúde e apoio social (Buss e Pellegrini Filho, 2007). Esse conceito exigiu uma revisão dos princípios filosóficos, éticos, teóricos e práticos das políticas de saúde diante das doenças crônicas não transmissíveis

(DCNT), muitas delas adquiridas em função do desequilíbrio na qualidade de vida.

No campo da prevenção de substâncias de abuso (SA), o modelo proposto por Dahlgren e Whitehead, foi utilizado para sistematizar os fatores de risco e proteção, em 1991, no Reino Unido. Os domínios eram divididos em fatores individuais (idade, gênero, temperamento, genética, estado de saúde mental e física, resiliência, regulação emocional, autocontrole); fatores familiares e sociais (cultura, comunicação, religiosidade, hábitos, vivência de situações traumáticas); estilo de vida (práticas saudáveis de esportes, na dieta, grupo de amigos cultural e economicamente homogêneos); acesso à educação qualificada, oportunidades de trabalho, lazer, e a viver em ambiente seguro (Dahlgren e Whitehead, 1991). Como o fenômeno do uso da SA é multicausal, os fatores que iriam se somando, se equilibrando ou não, e na adolescência determinariam os níveis de risco para experimentação, escalada, ou seguir uma "carreira de usuário", já geravam muitos problemas.

Essa organização dos determinantes chamada de "multicomponentes" permitiu compreender as múltiplas influências sobre a saúde dos indivíduos e grupos. No contexto da prevenção do uso de SA, esse modelo fundamentou a necessidade de intervenções intersetoriais, que ultrapassem os limites do impacto individual e alcancem todos os ambientes, familiar, de trabalho, comunitário, e acima de tudo, atualizem as políticas.

Princípios da prevenção moderna

A origem e a evolução do uso de SA vêm sendo documentadas por estudos etnográficos e epidemiológicos, oferecendo um panorama detalhado sobre como diferentes culturas e contextos que influenciam os padrões de uso, abuso e dependência.

Diversas teorias e modelos científicos têm contribuído para o entendimento da prevenção, hoje, considerada abrangente, ambiental, alcançando os fatores de risco e proteção, e determinando diferentes tipos de intervenções, a universal, a seletiva e a indicada (SPR, 2011):

- **Universal:** direcionada a toda população, independentemente do nível de risco.
- **Seletiva:** destinada a grupos específicos, com risco aumentado.
- **Indicada:** voltada a indivíduos já identificados como usuários, cujo risco e problemas já existem.

Para a construção e implantação dos programas preventivos, é fundamental realizar capacitação e treinamento para funções específicas, incluindo gestores, profissionais responsáveis pela condução das atividades preventivas, assim como os funcionários. Esses profissionais devem ser capacitados, especialmente, para o desenvolvimento de habilidades pessoais para mudança e autorregulação, assim como sobre o tema das SA, que integrarão a política empresarial. Da mesma forma, serão preparados para o manejo adequado das situações de risco identificadas.

É necessário enfatizar fatores ambientais e contextuais, pois o impacto coletivo do fenômeno requer intervenções para todos, participando e criando ambientes mais saudáveis e propícios à prevenção efetiva e sustentável (Tharoor, 2019; Karolinska University Hospital, 2003).

Modelo de proteção e risco nas empresas

A prevenção deve ser vista como um processo contínuo e sustentado ao longo do tempo, já que seus efeitos positivos, frequentemente, são observados no longo prazo ou se manifestam na redução de outros fenômenos negativos associados, como ansiedade e agressividade, depressão e ideação suicida, gravidez precoce e transtornos de conduta. Populações de alto risco tendem a ser as maiores beneficiárias desses esforços preventivos.

Programas de prevenção modernos devem (SPR, 2011; UNODC, 2015):

- Contemplar todas as SA e os diferentes padrões de uso, desde a iniciação até o desenvolvimento da dependência;
- Aumentar fatores de proteção (como autocontrole emocional, habilidades sociais, suporte familiar), e reduzir fatores de risco (como exposição precoce, transtornos psiquiátricos prévios e não tratados; ambiente familiar conflituoso e pressões sociais negativas);
- Ser adaptados às características específicas da população, incluindo idade, gênero, estado civil e contexto cultural, ajustando-se às mudanças constantes nos fatores de risco e proteção;
- Reforçar as ações direcionadas ao adulto jovem e suas competências relacionadas à regulação emocional e à capacidade de resolução de problemas, bem como à comunicação eficaz;
- Combinar intervenções (por exemplo, programas que integrem família, ações voltadas à saúde mental, entre outras), pois evidências mostram que estratégias multicomponentes são mais eficazes que abordagens simples;
- Manter a integridade dos componentes fundamentais do programa original, caso este seja adaptado ou replicado em novos contextos;
- Utilizar estratégias baseadas em evidências científicas.

Brasil

Toda empresa regida pela Consolidação das Leis do Trabalho (CLT) é obrigada a implantar o Programa de Controle Médico de Saúde Ocupacional (PCMSO), conforme estabelecido pela Norma Regulamentadora Nº 7 (NR7) do Ministério do Trabalho e Emprego, exceto nas situações previstas pela própria norma (Brasil, 1943). A implantação e controle do PCMSO são realizados pelo Serviço Especializado em Saúde e Segurança do Trabalho (SESMT), estruturado com base no porte da empresa, número de funcionários, grau de risco ocupacional e normas específica (Brasil, 2020). As responsabilidades dos profissionais envolvidos no SESMT, tais como médicos, enfermeiros, técnicos e engenheiros de segurança, estão detalhadamente descritas na NR4.

Até a década de 1990, as empresas brasileiras não se interessavam pela testagem toxicológica e praticavam apenas as palestras na semana de prevenção contra acidentes no trabalho (SIPAT), convidando membros dos Alcoólicos Anônimos para a realização de grupos.

Pesquisas realizadas no início do século XXI apontaram um índice de 2% de drogas ilícitas entre trabalhadores em diferentes regiões do país, destacando-se o uso predominante de THC (60%), cocaína (18%), anfetamina (15%) e outras drogas (8%), já que o uso de SA pode acontecer fora do local de trabalho, mas as consequências, frequentemente, impactam o ambiente profissional (Silva e Yonamine, 2004).

Em 1998, o SESI/RS foi uma das empresas que adotou a realização dos exames toxicológicos para seus funcionários, obtendo resultados positivos, como: quedas significativas no uso de álcool (12,5%), tabaco (16%) e drogas ilícitas (28,7%), além de redução nas faltas (10%), nos atrasos (30%) e nos acidentes de trabalho relacionados às drogas (34%) (Sesi/RS, 2021).

Com a publicação do Decreto 4.343, em 26 de agosto de 2002, o Brasil alinhou-se à Declaração Conjunta dos Chefes de Estado das Nações Unidas, enfatizando ações preventivas e educativas na elaboração de programas de saúde para trabalhadores, estabelecendo claramente a prevenção do uso de drogas como um direito do empregado e obrigação do empregador (Brasil, 2002).

Dados mais recentes apontam que 40% dos acidentes de trabalho registrados anualmente pelo Ministério do Trabalho e Emprego são as quedas, especialmente em trabalhos realizados acima de 2 metros de altura. Em resposta, a Norma Regulamentadora 35 de 2012 (NR35) estabeleceu critérios rigorosos para atividades em altura, exigindo avaliações regulares da aptidão física e mental dos trabalhadores por meio do PCMSO (Brasil, 2012).

Setores específicos, como o de aviação, também receberam atenção regulatória especial. Em 2013, a Agência Nacional de Aviação Civil (ANAC) publicou o Regulamento Brasileiro da Aviação Civil (RBAC 120), obrigando empresas do setor a implementarem Programas de Prevenção ao uso de substâncias psicoativas (PPSP), incluindo educação continuada, exames toxicológicos regulares e planos de resposta a resultados positivos (ANAC, 2013).

Já para motoristas profissionais, a Lei nº 13.103/2015 introduziu testes toxicológicos obrigatórios para habilitação e renovação da Carteira Nacional de Habilitação (CNH) nas categorias C, D e E, prevendo punições rigorosas para descumprimento (Brasil, 2015).

O agravamento dos transtornos mentais, especialmente aqueles relacionados ao uso de SA, tornou-se evidente a partir de dados da Previdência Social, revelando aumentos significativos no número de auxílios-doença concedidos, que chegaram a crescer 256% entre 2006 e 2014 (MPS, 2014).

Ansiedade, depressão e síndrome de burnout foram incorporadas em 2022 à lista de doenças relacionadas ao trabalho, destacando a importância de estratégias preventivas amplas e qualificadas para minimizar impactos negativos como absenteísmo, acidentes e prejuízos financeiros aos usuários, às suas famílias e às organizações (OMS, 2023; INCB, 2014; Mercer Marsh, 2022).

Em resposta a esses desafios, iniciativas recentes incluem a Campanha do Janeiro Branco (Lei Federal 14.556/2023) (SPR, 2011), promovendo ações preventivas e o fortalecimento das políticas de saúde mental no trabalho (Brasil, 2023). Além disso, relatórios de mercado, como o da GPTW Brasil em 2023, destacaram que a saúde mental deve ser uma prioridade estratégica para as empresas, crucial para melhorar o clima organizacional e controlar o turnover (GPTW Brasil, 2023).

Em 2023, a OMS e a OIT lançaram diretrizes para a saúde mental no ambiente de trabalho, enfatizando melhorias no ambiente, desenvolvimento de habilidades necessárias e oferta de tratamentos especializados. Essas diretrizes recomendam a participação ativa de lideranças e investimentos em compliance, integrando instrumentos validados, cientificamente, para planejamento e avaliação contínua das intervenções (OMS e OIT, 2023).

Atualmente, dados brasileiros mostram que quase 50% da população adulta brasileira não consome bebida alcoólica, que 26,4% usam de forma problemática, sendo mais comum entre homens jovens adultos (25-39 anos) (IBGE, 2019). Frente a isso, o enfoque preventivo torna-se cada vez mais relevante. A agenda 2030 da Organização das Nações Unidas (ONU) reforça essa visão ao estabelecer, entre seus objetivos de desenvolvimento sustentável (ODS), a promoção da saúde e prevenção do transtorno por uso de SA como prioridade para todos os países (ONU, 2015).

A prevenção hoje adota pressupostos teórico-ético-científicos modernos, que vêm das pesquisas atuais e afirmam não existir uso seguro de qualquer substância, sendo necessária uma abordagem abrangente do usuário e avaliação contínua das estratégias adotadas. Portanto, as políticas preventivas devem ser parte estrutural da política de saúde corporativa, além de economicamente vantajosa para todas as empresas.

Considerações finais

A ciência da prevenção aplicada ao ambiente corporativo demonstra que estratégias bem estruturadas, fundamentadas na real situação de cada empresa e naquelas recomendadas pelos estudos científicos, se integradas às políticas de saúde ocupacional, são capazes de reduzir, significativamente, os impactos do uso das SA no trabalho. Mais do que uma abordagem pontual ou emergencial – por exemplo, incluindo apenas o tratamento, que não produz um resultado efetivo –, a prevenção deve ser adotada como parte da cultura organizacional, com ações contínuas e intersetoriais voltadas à promoção da saúde integral.

Ao longo deste capítulo, foi possível observar que não desenvolver a prevenção produz custos elevados – tanto para o usuário, quanto para a sociedade e também paras as empresas – e que intervenções precoces, adaptadas às especificidades dos trabalhadores e dos contextos laborais, têm potencial transformador. A incorporação de modelos baseados em fatores de risco e proteção, aliada a marcos legais claros e ao compromisso ético com o bem-estar coletivo, constitui o caminho mais promissor para a construção de ambientes de trabalho mais seguros, saudáveis e produtivos (ECOSOC, 2009).

Alinhar-se às recomendações da OMS, da OIT e aos ODS para 2030 significa reconhecer que não há desenvolvimento econômico sustentável sem a valorização da vida, isto é, da saúde mental, física e social de todos os que fazem parte da empresa o estão ligados a ela. Diante da realidade e apoiada nos levantamentos mundiais, investir em prevenção é, portanto, investir no futuro do planeta.

Referências

ANAC. *RBAC 120*: requisitos para programas de prevenção do uso indevido de substâncias psicoativas em instituições certificadas pela ANAC. Brasília, 2013.

APMAAT. *História da APMAAT*. [Site]. 2018. Disponível em: https://www.apmaat.pt/pt/apma/historia. Acesso em: 29 jul. 2025.

BRASIL. Consolidação das Leis do Trabalho. Decreto-lei n. 5.452, de 1º de maio de 1943. *Diário Oficial da União*: seção 1, Brasília, DF, 9 ago. 1943.

BRASIL. *Guia técnico de implementação de programas de prevenção ao uso de álcool e outras drogas nas organizações do trabalho*. Brasília: Ministério da Saúde, 2012.

BRASIL. *Manual de apoio aos profissionais de saúde mental:* álcool e outras drogas. Brasília: Ministério da Saúde, 2002.

BRASIL. *Manual para a implantação de programas de prevenção ao uso de álcool e outras drogas no ambiente de trabalho*. Brasília: Ministério da Saúde, 2015.

BRASIL. *Nota técnica sobre saúde mental e trabalho*. Brasília: Ministério da Saúde, 2023.

BRASIL. *Política nacional sobre drogas*. Brasília: Ministério da Justiça, 2019. Disponível em: https://www.planalto.gov.br/ccivil_03/_Ato2019-2022/2019/Decreto/D9761.htm. Acesso em: 29 jul. 2025.

BUSS, P. M.; PELLEGRINI FILHO, A. A saúde e seus determinantes sociais. Physis: *Revista de Saúde Coletiva*, Rio de Janeiro, v. 17, n. 1, p. 77-93, 2007. Disponível em: https://www.scielo.br/j/physis/a/msNmfGf7 4RqZsbpKYXxNKhm/. Acesso em: 25 jul. 2025.

CARVALHO, Wagner. A reforma administrativa nos anos 80-90: controle estratégico, eficiência gerencial e acountability. *Revista do Serviço Público*, a. 48, n. 3, set.-dez. 1997. Disponível em:

https://repositorio.enap.gov.br/bitstream/1/ 1333/1/1997%20 vol.48%2cn.3%20Carvalho.pdf. Acesso em: 22 jul. 2025.

DAHLGREN, G.; WHITEHEAD, M. *Policies and strategies to promote social equity in health*. Estocolmo: Institute for Futures Studies, 1991. Disponível em: http://s2.medicina.uady.mx/observatorio/docs/eq/ li/ Eq_2007_Li_Dahlgren.pdf. Acesso em: 25 jul. 2025.

DRUG FREE FEDERAL WORKPLACE PROGRAM. *Drug-free workplace: testing and prevention guidelines*. Washington, DC: U.S. Department of Labor, 1990.

ECOSOC. *Resolution 2009/23*: policies and programmes involving youth: youth in the global economy – promoting youth participation in social and economic development. Geneva: United Nations, 2009.

GPTW BRASIL. *As melhores empresas para trabalhar no Brasil em 2023*. São Paulo, 2023. Disponível em: https://epocanegocios.globo.com/futuro-do-trabalho /noticia/2023/10/gptw-conheca-as-melhores-empresas-para-trabalhar-no-brasil.ghtml. Acesso em: 25 jul. 2025.

IBGE. *Pesquisa Nacional de Saúde 2019*: percepção do estado de saúde, estilos de vida, doenças crônicas e saúde bucal. Rio de Janeiro: IBGE, 2019. Disponível em: https://agenciadenoticias.ibge.gov.br/media/ com_mediaibge/arquivos/005355051927a647d3b01a5c8f735494.pdf. Acesso em: 25 jul. 2025.

INCB. *Relatório Anual de 2014 da Junta Internacional de Fiscalização de Entorpecentes*. Nova York: ONU, 2014.

KAROLINSKA UNIVERSITY HOSPITAL. *Alcohol and the workplace:* a report on the effects of alcohol on work performance. Stockholm, 2003.

MACHADO, L. V.; BOARINI, M. L. Políticas sobre drogas no Brasil: a estratégia de redução de danos. *Psicologia: Ciência e Profissão*, v. 33, n. 3, p. 580-595, 2013. Disponível em: https://www.scielo.br/j/pcp/a/xvTC3vVCqjDNYw7XsPhFkFR/. Acesso em: 22 jul. 2025.

MARINHA DE PORTUGAL. *Revista da Armada*, edição 528, p. 16, 2018. Disponível em: https://www.marinha.pt/conteudos_externos/Revista_Armada/2 018/528/files/basic-html/page16.html. Acesso em: 29 jul. 2025.

MERCER MARSH. *Health on demand 2022:* relatório global de benefícios e bem-estar. São Paulo, 2022.

MODELL, J. G.; MOUNTZ, J. M. *Drinking and flying*: the problem of alcohol use by pilots. New England Journal of Medicine, v. 323, n. 7, p. 455-461, 16 ago. 1990. DOI: https://doi.org/10.1056/NEJM199008163230706.

MONTOYA, Isaac D. Drug Free in the Workplace. *Health Care Manager*, [s. l.], v. 14, n. 1, p. 11-17, set. 1995. Disponível em: https://journals.lww.com/ healthcaremanagerjournal/abstract/1995/09000/fostering_a_drug_free_workplace.2.aspx. Acesso em: 22 jul. 2025.

MPS – MINISTÉRIO DA PREVIDÊNCIA SOCIAL. *Impacto do uso de álcool e drogas nas organizações do trabalho e a atuação da perícia médica previdenciária*. Brasília, 2014.

OMS – ORGANIZAÇÃO MUNDIAL DA SAÚDE. *Constituição da Organização Mundial da Saúde*. Nova York, 1946.

OMS – ORGANIZAÇÃO MUNDIAL DA SAÚDE. *Relatório mundial sobre drogas 2023*. Genebra: OMS, 2023.

OMS; OIT. *Orientações da OIT e da OMS sobre serviços de saúde no trabalho*. Genebra, 1996.

OMS; OIT. Declaração conjunta sobre saúde mental no trabalho. Genebra, 2023.

ONDCP - OFFICE OF NATIONAL DRUG CONTROL POLICY. *Drug testing:* a white paper of the American Society of Addiction Medicine. Washington, DC, 2004.

ONU. *Objetivos de Desenvolvimento Sustentável:* agenda 2030. Nova York: ONU, 2015.

SESI/RS. *Prevenção ao uso de álcool e outras drogas no ambiente de trabalho: um guia para gestores.* Porto Alegre, [s.d.].

SILVA, O. A.; YONAMINE, M. Uso de drogas e exame toxicológico no ambiente de trabalho. *Revista Brasileira de Toxicologia*, São Paulo, v. 17, n. 2, p. 95-104, 2004.

SPR – SERVIÇO DE PREVENÇÃO E REABILITAÇÃO. *Relatório de avaliação de riscos psicossociais no ambiente de trabalho.* Lisboa, 2011.

THAROOR, S. *Why the workplace needs emotional intelligence.* Harvard Business Review Brasil, São Paulo, 2019.

UNODC. *World Drug Report 2015.* Vienna: United Nations Office on Drugs and Crime, 2015.

CAPÍTULO 2

Saúde corporativa e padrões de segurança: prevenção de drogas e álcool em ambientes críticos como o setor aeroportuário

Ricardo Sebba

Introdução

O uso de drogas e o abuso de álcool representam desafios significativos no ambiente corporativo, com consequências que vão além da saúde individual dos trabalhadores, impactando a produtividade, a segurança e os custos das empresas. Problemas como absenteísmo, perda de produtividade, acidentes de trabalho e aumento da sinistralidade de planos de saúde são consequências comuns, exigindo uma abordagem integrada e baseada em evidências. Este capítulo aborda estratégias para mitigar seus efeitos adversos, visando oferecer um panorama atualizado sobre o tema, com foco em intervenções eficazes e sustentáveis.

Como especialista em medicina do trabalho e atuante no setor aeroportuário, uma área na qual a segurança e a precisão são críticas, tenho observado de perto como o uso de álcool e drogas pode comprometer não apenas a saúde dos trabalhadores, mas também a integridade operacional de toda uma organização.

Neste capítulo, trago uma análise fundamentada cientificamente e baseada em experiência prática, abordando desde os efeitos fisiológicos e psicológicos do consumo de substâncias até os reflexos tangíveis e intangíveis no ambiente corporativo.

Impactos psicológicos e fisiológicos

O consumo excessivo de álcool está associado a transtornos mentais como depressão e ansiedade, e o uso de drogas afeta diretamente a cognição, o humor e a percepção. No âmbito fisiológico, substâncias como o álcool causam danos hepáticos, cardiovasculares e neurológicos. Drogas ilícitas, por sua vez, impactam a funcionalidade do sistema nervoso central e periférico, levando a condições crônicas incapacitantes.

Estudos da Associação Médica Brasileira (2012) indicam que o abuso de álcool está relacionado a alterações neuroquímicas que comprometem a capacidade de resposta a estímulos do ambiente, agravando condições de saúde mental preexistentes. De acordo com Diehl e Figlie (2014), intervenções precoces podem evitar danos irreversíveis ao organismo.

Os seis pilares da medicina do estilo de vida no contexto corporativo

A Medicina do Estilo de Vida propõe uma abordagem holística baseada em seis pilares fundamentais: alimentação balanceada, atividade física regular, controle de substâncias tóxicas, gerenciamento de estresse, sono de qualidade e conexões sociais saudáveis. Esses pilares, embora amplamente reconhecidos, ainda carecem de integração sistemática nas diretrizes brasileiras voltadas à prevenção e ao manejo de doenças crônicas não transmissíveis (DCNT).

De acordo com Faria et al. (2023), apenas uma entre seis diretrizes brasileiras relacionadas às DCNT aborda todos os pilares do estilo de vida. Para implementar esses pilares de forma eficaz, empresas de setores como o aeronáutico têm obtido resultados positivos através de estratégias que incluem refeitórios saudáveis, ginástica laboral, técnicas de *mindfulness* e atividades de *team building*, resultando em redução significativa do absenteísmo e melhora no clima organizacional.

Efeitos no ambiente de trabalho, impacto financeiro e fatores contribuintes

Os reflexos do uso de álcool e drogas incluem aumento de acidentes, conflitos interpessoais e deterioração da imagem organizacional. Indicadores como absenteísmo, *turnover* elevado e aumento na utilização do plano de saúde evidenciam os custos tangíveis e intangíveis. Estudos recentes destacam perdas de produtividade variando entre 4% e 7% da folha de pagamento relacionadas ao abuso de substâncias (Bastos e Bertoni, 2019).

Dados da National Safety Council (2024), dos Estados Unidos, estimam que um trabalhador com dependência química custa, em média, US$ 8.500 anuais adicionais em despesas médicas e perdas de produtividade. Embora esses valores se refiram ao contexto norte-americano, oferecem um parâmetro relevante para estimativas globais. No Brasil, segundo informações do Instituto de Pesquisa Econômica Aplicada (Ipea, 2023), que tomou como referência o ano de 2017, os custos sociais decorrentes do uso indevido de drogas psicoativas correspondem a cerca 50 bilhões anuais, o que equivale a 0,77% do Produto Interno Bruto (PIB), englobando perdas com produtividade, saúde e segurança pública. Fatores como estresse ocupacional, cultura organizacional permissiva e falta de acesso a recursos contribuem para o aumento do consumo de substâncias.

Estratégias de intervenção e prevenção

Para mitigar esses impactos, é essencial implementar programas robustos com políticas claras, campanhas educativas, acesso facilitado a tratamentos e treinamento de lideranças. Nesse sentido, o Regulamento Brasileiro de Aviação Civil (RBAC 120), da Agência Nacional de Aviação Civil (ANAC), que rege a segurança de voo e operações aéreas, estabelece exigências rigorosas sobre uso de substâncias, incluindo testes aleatórios mandatórios e procedimentos de gestão de risco operacional na aviação. Tais medidas são importantes dada a criticidade da segurança nesse setor e os impactos diretos que o consumo abusivo de álcool e outras drogas pode ter na integridade operacional e na vida dos passageiros e tripulantes.

Uma ferramenta tecnológica recente, implementada em empresas do setor aeroportuário, utiliza inteligência artificial para monitoramento automatizado, contribuindo significativamente para redução do sedentarismo, melhora na produtividade e redução do risco de abuso de substâncias e estresse ocupacional.

Em uma empresa do setor aeroportuário, essa abordagem foi incorporada à rotina com a ferramenta que estimula microatividades regulares, pausas programadas, alongamentos guiados e exercícios respiratórios. A iniciativa é reforçada com ações complementares da saúde corporativa, como o incentivo à prática de atividade física, campanhas de combate ao sedentarismo, aulas experimentais com técnicas de meditação, rodas de conversa, palestras educativas e *workshops* interativos baseados nos pilares da Medicina do Estilo de Vida. Essas estratégias fortalecem o bem-estar físico e emocional dos colaboradores, promovendo maior engajamento, senso de pertencimento e cultura de saúde integral no ambiente corporativo.

Considerações finais

A pandemia de covid-19 agravou ainda mais os desafios relacionados ao uso de substâncias no contexto corporativo. O aumento dos níveis de estresse, o isolamento social, a redução da supervisão no trabalho remoto e a dificuldade de acesso a serviços de saúde mental favoreceram o crescimento do consumo de álcool e outras drogas como mecanismos de enfrentamento. Segundo a UNODC (2022), observou-se um aumento global no uso de substâncias durante e após a pandemia. A Organização Mundial da Saúde (OMS) destaca a necessidade de políticas preventivas mais robustas e integradas à promoção da saúde mental, especialmente em ambientes de trabalho. Tais aprendizados reforçam a urgência de estratégias corporativas sustentáveis, baseadas na vigilância ativa, acolhimento e atuação multidisciplinar (OMS, 2022).

A abordagem corporativa deve ser multidimensional e baseada em evidências científicas sólidas, integrando a NR-7 para monitoramento contínuo da saúde dos trabalhadores. A inclusão dos pilares da Medicina do Estilo de Vida potencializa os benefícios das ações preventivas. Empresas devem estar preparadas para futuros desafios, como o aumento do uso de drogas sintéticas e impactos decorrentes da pandemia de covid-19 (OMS, 2022; UNODC, 2022). A colaboração com especialistas e gestores comprometidos é essencial para garantir ambientes de trabalho seguros, saudáveis e produtivos.

Referências

Agência Nacional de Aviação Civil (ANAC). *Regulamento Brasileiro da Aviação Civil n. 120*. Aprova o Programa de Prevenção do Risco Associado ao Uso Indevido de Substâncias Psicoativas na Aviação Civil. Publicado em: 31 maio 2011. Disponível em: https://www.anac.gov.br/ assuntos/legislacao/ legislacao-1/rbha-e-rbac/rbac/rbac-120. Acesso em: 1 jul. 2025.

ASSOCIAÇÃO MÉDICA BRASILEIRA. *Projeto diretrizes*: abuso e dependência de álcool. São Paulo: AMB, 2012.

BASTOS, F. I.; BERTONI, N. *III Levantamento Nacional sobre o Uso de Drogas pela População Brasileira – 2017*. Rio de Janeiro: Fiocruz, 2019. Disponível em: https://www.cebrid.com.br /iii-levantamento-nacional/?utm_source=chatgpt.com. Acesso em: 16 mar. 2025.

BRASIL. Instituto de Pesquisa Econômica Aplicada. Custo de bem-estar da guerra às drogas corresponde a R$50 bilhões por ano, revela estudo do Ipea. Disponível em: https://www.ipea.gov.br/ portal/categorias/45-todas-as-noticias /noticias/13814-custo-de-bem-estar-da-guerra-as-drogas-corresponde-a-r-50-bi-por-ano. Acesso em: 11 jul. 2025.

DIEHL, A.; FIGLIE, N.B. *Prevenção ao uso de álcool e drogas*: o que cada um de nós pode e deve fazer? São Paulo: Artmed, 2014.

FARIA, R. R. *et al. The Six Pillars of Lifestyle Medicine in Managing Noncommunicable Diseases* – The Gaps in Current Guidelines. Arquivos Brasileiros de Cardiologia, v. 120, n. 12, p. e20230408, 2023.

NATIONAL SAFETY COUNCIL. *Work Safety: An Introduction*. In: Injury Facts. [S. l.]: National Safety Council, 2024. Disponível em: https://injuryfacts.nsc.org/work/work-overview/work-safety-introduction/. Acesso em: 13 ago. 2025.

ORGANIZAÇÃO MUNDIAL DA SAÚDE (OMS). *Relatório global sobre o álcool e saúde*, 2023. Genebra: OMS, 2023. 23 jun. 2023.

UNITED NATIONS OFFICE ON DRUGS AND CRIME (UNODC). *Relatório Mundial sobre Drogas 2022 do UNODC destaca as tendências da pós-legalização da cannabis, os impactos ambientais das drogas ilícitas e o uso de drogas por mulheres e jovens*. 27 jun. 2022. Disponível em: https://www.unodc.org/ lpo-brazil/pt/frontpage/2022/06/relatorio-mundial-sobre-drogas-2022- do-unodc-destaca-as-tendencias-da-pos-legalizacao-da-cannabis-os-impactos-ambientais-das-drogas-ilicitas-e-o-uso- de-drogas-por-mulheres-e-jovens.html. Acesso em: 11 jul. 2025.

WORLD HEALTH ORGANIZATION. *World Mental Health Report*: transforming mental health for all. Geneva: WHO, 2022. Disponível em: https://iris.who.int/bitstream/ handle/10665/356119/9789240049338-eng.pdf?sequence= 1&isAllowed=y. Acesso em: 11 jul. 2025.

CAPÍTULO 3

O caminho para empresas sustentáveis e humanizadas: álcool, drogas e os Objetivos de Desenvolvimento Sustentável (ODS)

Selene Franco Barreto

José Mauro Braz de Lima

Laiane Caroline Andrade Pedroso

Introdução

O século XXI trouxe consigo uma era de mudanças sem precedentes, marcada pela agilidade, a conectividade e por uma crescente demanda por responsabilidade social de indivíduos e corporações. Nesse cenário dinâmico, as empresas são desafiadas a se adaptar a novos valores, não apenas focando em produtos e serviços de qualidade, mas também em ambientes de trabalho que promovam práticas como a diversidade e a inclusão.

Um dos principais motores dessa transformação são os Objetivos de Desenvolvimento Sustentável (ODS). Essa agenda global, criada pela Organização das Nações Unidas (ONU) em setembro de 2015, estabeleceu 17 objetivos e 169 metas a serem alcançadas até 2030. A premissa é que países e, por extensão, as organizações, atuem em quatro eixos — social, ambiental, econômico e institucional — para erradicar a pobreza, estimular a igualdade de gênero, reduzir desigualdades, melhorar a qualidade de vida e incentivar o crescimento econômico inclusivo, entre outros desafios fundamentais para o futuro da humanidade.

Figura 1 – Os 17 Objetivos de Desenvolvimento Sustentável

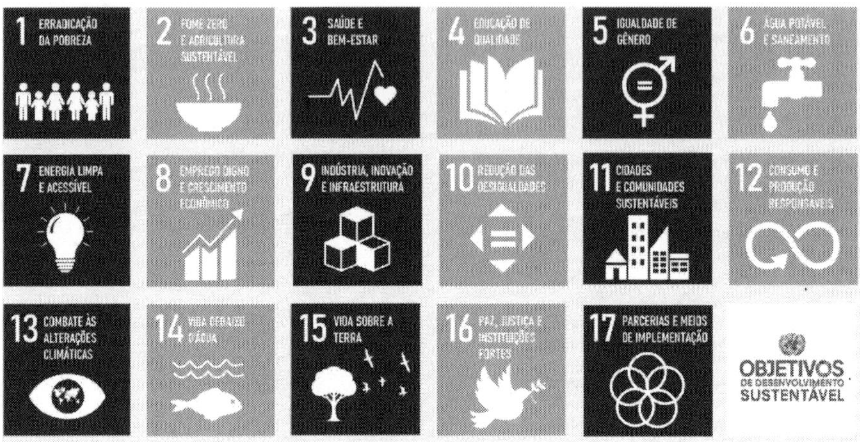
1 ERRADICAÇÃO DA POBREZA
2
3 SAÚDE E BEM-ESTAR
4
5 IGUALDADE DE GÊNERO
6
7 ENERGIA LIMPA E ACESSÍVEL
8
9 INDÚSTRIA, INOVAÇÃO E INFRAESTRUTURA
10
11 CIDADES E COMUNIDADES SUSTENTÁVEIS
12
13 COMBATE ÀS ALTERAÇÕES CLIMÁTICAS
14
15 VIDA SOBRE A TERRA
16
17 PARCERIAS E MEIOS DE IMPLEMENTAÇÃO
OBJETIVOS DE DESENVOLVIMENTO SUSTENTÁVEL

Fonte: https://www.unicef.org/brazil/objetivos-de-desenvolvimento-sustentavel

Neste capítulo, exploraremos como o uso abusivo de álcool e outras drogas se entrelaça com os ODS, e como as empresas podem – e devem – assumir um papel proativo na prevenção, não apenas como uma questão de conformidade ou "politicamente correto", mas como um pilar para o desenvolvimento econômico e social. O foco está na construção de uma cultura organizacional humanizada, que enxergue cada indivíduo em sua singularidade, respeitando as diversidades para construir ambientes mais saudáveis e equitativos.

O desafio do uso de substâncias no cenário global e corporativo

O uso de substâncias psicoativas é um fenômeno que acompanha a humanidade desde os primórdios da civilização, com registros pré-históricos e evidências arqueológicas que comprovam seu consumo como um hábito estabelecido. Contudo, foi apenas no início do século

XX que o aumento descontrolado do consumo levou às primeiras restrições. Na contemporaneidade, o uso de substâncias psicoativas é uma questão social, econômica, de segurança e de saúde pública de complexidade crescente.

A evolução da indústria farmacêutica também contribuiu para essa complexidade, ao disponibilizar medicamentos com potencial de abuso, como estimulantes anfetamínicos, morfina, codeína, fentanil, barbitúricos e benzodiazepínicos. Embora destinados ao uso medicinal, tornam-se motivo de preocupação quando utilizados sem controle e sem prescrição médica.

Os impactos do uso de substâncias vão além do âmbito individual, agindo como um desintegrador da ordem social, afetando o desenvolvimento sociocultural e impulsionando o aumento de delitos como furtos, roubos e assassinatos. Além disso, facilita o desenvolvimento de outras atividades ilegais, associando-se diretamente ao empoderamento do crime organizado e ao crescimento da violência.

Para além dos impactos sociais, a produção, o tráfico e o uso de drogas afetam significativamente o meio ambiente. Essas atividades, de acordo com o UNODC (2025), estão diretamente ligadas a problemas como desmatamento, impactos na fauna, mudanças no uso da terra, poluição do ar, solo e água.

No ambiente de trabalho, onde o indivíduo passa em média um terço do seu dia, as consequências do uso de substâncias, em qualquer quantidade, são diretas e severas: pode afetar a capacidade de trabalho, o raciocínio, os reflexos, a concentração e o comportamento, reduzindo o senso de responsabilidade e a segurança operacional. O usuário não apenas prejudica a si mesmo, mas também pode causar danos a terceiros e ao patrimônio da empresa.

Estudos da Organização Internacional do Trabalho (OIT) ressaltam a gravidade da situação, indicando que entre 20% e 25% dos acidentes de trabalho envolvem pessoas sob o efeito de drogas. A OIT também informa que cerca de 70% das pessoas com problemas relacionados ao consumo de álcool e 62% das pessoas com problemas associados a outras substâncias psicoativas estão no mercado de trabalho. A Organização Pan-Americana de Saúde (OPAS, 2022) e a Organização Mundial da Saúde (OMS, 2022) apontam que a dependência de substâncias psicoativas é uma tendência mundial que eleva os transtornos psicossociais no trabalho. O último relatório da UNODC (2025) aponta que 316 milhões de pessoas usaram alguma droga (excluindo álcool e tabaco) em 2023, ou 6% da população entre 15 e 64 anos (pessoas iniciando no trabalho ou atuando ativamente). A *cannabis* permanece como a droga mais consumida, com 244 milhões de usuários, seguida por opioides (61 milhões), anfetaminas (30,7 milhões), cocaína (25 milhões) e ecstasy (21 milhões).

As consequências mais recorrentes do uso de drogas no trabalho incluem:

- Atrasos e absenteísmo
- Presenteísmo (um problema de saúde mental, quando o funcionário está fisicamente presente, mas mentalmente ausente)
- Queda da qualidade e produtividade
- Erros e falhas operacionais
- Acidentes e incidentes de trabalho e de percurso
- Aposentadoria precoce
- Licenças médicas frequentes
- Conflitos e perturbações nas relações interpessoais

Paradoxalmente, o ambiente de trabalho pode ser um potente espaço para a implantação de programas de promoção da saúde e de ações preventivas. Nesse contexto de desafios e oportunidades, modelos conceituais para ações preventivas, como o proposto por Mrazek e Haggerty em 1994, que foca em fatores de risco e cobertura populacional, ganham destaque. Para esses autores, as ações preventivas seriam mais bem classificadas quando qualificadas como: universais, seletivas e indicadas, com base no risco que um indivíduo tem de desenvolver um problema em particular. Cabe às empresas desenvolver estratégias que possam abranger esses três níveis de prevenção:

Prevenção Universal: ações direcionadas a todos os empregados da empresa:

- Implementação de uma política de prevenção assistencial que seja clara, consistente e disponível para todos.
- Realização de treinamentos (RH, saúde, lideranças, funcionários...).
- Sensibilização dos sindicatos e departamentos jurídicos.
- Promoção da educação preventiva continuada, enraizada em inteligência emocional, para prevenir e reduzir o abuso de álcool, drogas e medicamentos controlados, principalmente aqueles que possam afetar as atividades de risco.
- Fortalecimento das normas que desencorajam o uso nocivo/abusivo de drogas (lícitas e ilícitas).

Prevenção Seletiva: leva em consideração fatores de risco associados ao uso de substâncias psicoativas para determinado grupo:

- Funcionários de determinadas áreas de risco.
- Setores de riscos específicos.
- Executivos.
- Indivíduos sujeitos a exames toxicológicos.
- Cargos com exigência de exames toxicológicos.

Prevenção Indicada: planejada para indivíduos que já apresentam os primeiros sinais de uso nocivo ou uso de risco para dar encaminhamentos:

- Acesso à reabilitação.
- Indicação para tratamento especializado.
- Participação em educação continuada.
- Acompanhamento com exames toxicológicos.
- Outras intervenções personalizadas.

Os ODS e a prevenção no contexto empresarial: um compromisso com a sustentabilidade humana

A integração das diretrizes dos ODS nas empresas vai além de um modismo. Ela repesenta um compromisso genuíno com a humanização da cultura organizacional, pautada em valores éticos e na valorização do capital humano. Isso significa enxergar cada indivíduo como único, respeitar suas individualidades para promover um ambiente mais saudável e com oportunidades para todos. Uma empresa com um quadro de funcionários diverso tem maiores chances de entender as demandas de seus clientes, que também são plurais. A tendência é que consumidores e o mercado em geral busquem cada vez mais marcas que demonstrem responsabilidade social e ambiental.

Ao incorporar os ODS, a empresa não só fortalece sua imagem e se torna referência no mercado, mas também amplia as possibilidades de negócios, alinhando-se a pautas cruciais de desenvolvimento social, ambiental e econômico.

Dentre os 17 ODS, alguns se destacam pela sua conexão direta com a prevenção do uso de substâncias e o papel das empresas:

ODS 3 – Saúde e Bem-Estar: "Assegurar uma vida saudável e promover o bem-estar para todas e todos, em todas as idades."

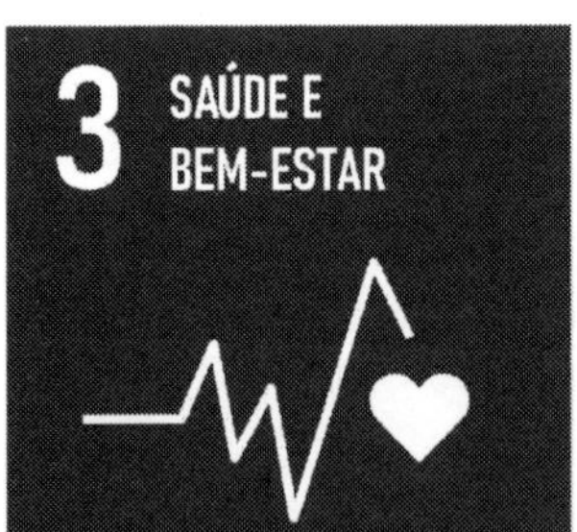

As empresas têm uma participação fundamental na saúde e no bem-estar de seus funcionários e familiares. Isso envolve criar condições e um ambiente de trabalho que favoreçam a saúde mental, fortalecendo fatores de proteção e prevenindo fatores de risco. Proporcionar segurança e garantir que todos se sintam respeitados em suas necessidades, limitações e talentos, aumenta a criatividade, a produtividade e o engajamento.

A Norma Regulamentadora 1 (NR1) do Ministério do Trabalho reforça a importância dessa abordagem integrada ao exigir que as organizações implementem o Gerenciamento de Riscos Ocupacionais (GRO) e o Programa de Gerenciamento de Riscos (PGR). Em sua abordagem mais recente, a NR1 vai além dos riscos físicos e químicos tradicionais, exigindo que as empresas identifiquem, avaliem e controlem todos os perigos e riscos ocupacionais, incluindo aqueles de natureza psicossocial que afetam a saúde mental e social dos trabalhadores. Nesse contexto, a NR1 sublinha a necessidade de medidas preventivas abrangentes, como a criação de espaços de escuta, programas de apoio psicológico e a promoção de uma cultura organizacional que valorize o bem-estar integral. O investimento em saúde e bem-estar gera resultados positivos para todos: funcionários felizes, engajados e que se sentem cuidados adoecem menos, resultando em maior retenção de talentos e um ambiente corporativo mais produtivo e humano.

Ligado diretamente ao ODS 3, os itens:

- Meta 3.4: Até 2030, reduzir em um terço a mortalidade prematura por doenças não transmissíveis via prevenção e tratamento, promover a saúde mental e o bem-estar, a saúde do trabalhador e da trabalhadora, e prevenir o suicídio, alterando significativamente a tendência de aumento.
- Meta 3.5: Destaca a urgência em "Reforçar a prevenção e o tratamento do abuso de substâncias, incluindo o abuso de drogas entorpecentes e uso nocivo do álcool". Programas de prevenção são capazes de diminuir o presenteísmo, o absenteísmo e os acidentes de trabalho relacionados ao uso de drogas e outras substâncias. É importante que o funcionário encontre ajuda profissional especializada, seja para medidas educativas ou intervenção em casos de uso de risco/nocivo. Em situações de dependência química, o tratamento deve ser oferecido sem estigmatização ou diminuição da pessoa.

Uma empresa com uma política clara e consistente, baseada em um Programa de Atenção e Prevenção aos Problemas Relacionados de Álcool e outras Drogas (PAP-PRAD), assegura um ambiente próspero para todos, tanto no espaço profissional quanto na comunidade do entorno. A responsabilidade do empregador no PAP-PRAD inclui prevenir e informar, prover locais de trabalho seguros, prevenir danos a terceiros, oferecer equidade e favorecer a qualidade de vida. Em contrapartida, o empregado deve conhecer a política, ter comportamento responsável, demonstrar saúde emocional, proteger o meio ambiente, humanizar o trabalho e buscar ajuda quando necessário.

- Meta 3.6: O Brasil, até 2030, reduzir pela metade as mortes e lesões por acidentes no trânsito. Acidentes de trânsitos com vítimas fatais crescem assustadoramente no Brasil. As empresas de transportes precisam também desenvolver seus PAP-PRAD e assim teremos a redução de óbito e de hospitalização, como também mais produtividades e economias.
- Meta 3.a: Fortalecer a implementação da Convenção-Quadro para o Controle do Tabaco no Brasil.

ODS 5 – Igualdade de Gênero: "Alcançar a igualdade de gênero e empoderar todas as mulheres e meninas."

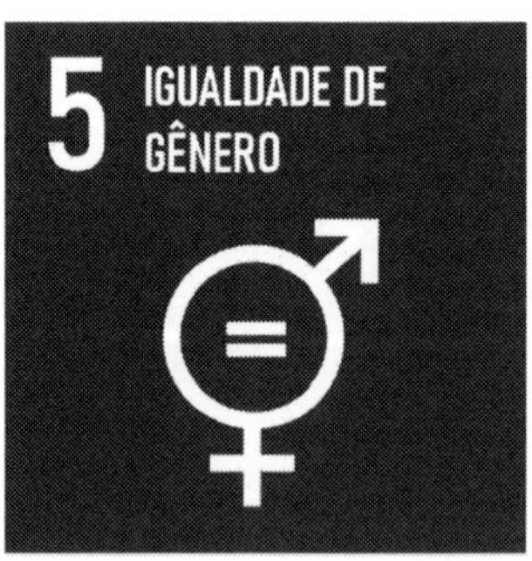

Este objetivo no ambiente corporativo significa tratar homens e mulheres com justiça, oferecendo as mesmas oportunidades de cargos e salários compatíveis. Envolve também conscientizar equipes sobre práticas machistas, garantir direitos como licença-maternidade e estabilidade na gravidez, e realizar programas informativos sobre violência doméstica, gestão de carreira e fortalecimento da autoestima. O impacto deste objetivo se estende a todas as mulheres que se relacionam com a empresa, sejam clientes, fornecedoras ou colaboradoras.

ODS 8 – Trabalho Decente e Crescimento Econômico: "Promover o crescimento econômico sustentado, inclusivo e sustentável, emprego pleno e produtivo e trabalho decente para todas e todos."

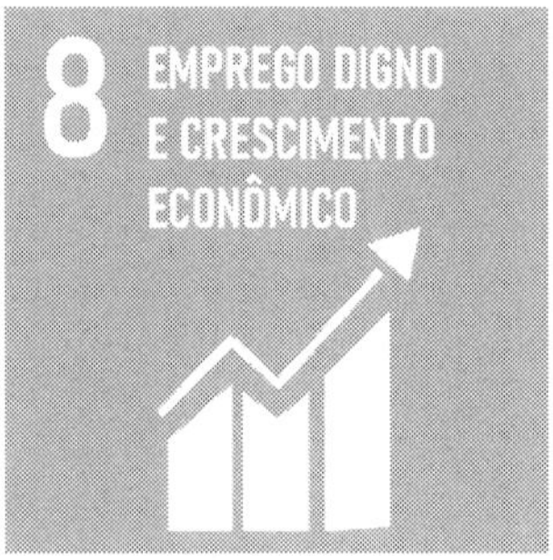

Em um contexto econômico desafiador como o do Brasil, a falta de emprego e a precarização do trabalho geram vulnerabilidade para trabalhadores e empregadores. Criar programas de incentivo, estimular a formação acadêmica e envolver os trabalhadores nas metas e valores da companhia ajudam a estabelecer vínculos e um senso de pertencimento, impactando positivamente os resultados diários.

Ambientes tóxicos, metas inalcançáveis, jornadas exaustivas e falta de perspectiva de crescimento são fatores que elevam a vulnerabilidade para comportamentos de risco. Incentivar a educação continuada, a inclusão e o pertencimento transformam a cultura organizacional e fortalece o pacto coletivo por uma empresa mais saudável e justa.

Quando se trata de igualdade, diversidade e inclusão, o objetivo maior é mudar mentalidades, visando um futuro no qual abordagens específicas sobre esses temas não sejam mais necessárias. Dados do IBGE indicam que menos de 3% de mulheres e negros ocupam cargos de gerência ou diretoria no Brasil. Para trabalhadores LGBTQIAPN+, a dificuldade é ainda maior, com muitos não se sentindo à vontade para revelar sua orientação sexual no trabalho. A diversidade deve ser parte do DNA das empresas para que a sociedade avance em práticas de tolerância, convivência com as diferenças, escuta e respeito, sem assistencialismo.

Quanto mais diversa a empresa, mais preparada estará para a inovação, atraindo novos investidores e clientes e garantindo um ambiente seguro e saudável para seus funcionários.

A prevenção como investimento: impacto no indivíduo e na sociedade

O mundo está em constante mudança, e é imperativo rever paradigmas e promover transformações efetivas. Isso permite descobrir e reter talentos, criar equipes de alto desempenho, favorecer a produtividade, a qualidade dos serviços e os ganhos econômicos para o negócio. Essa cadeia geradora de benefícios para todos promove a saúde mental e física dos envolvidos.

Se o Brasil cumprir o compromisso de reduzir em 20% o consumo de álcool até 2030 – pelo menos 15 mil mortes poderão ser evitadas por ano no Brasil (Fiocruz 2024).

A prevenção e a atenção ao uso abusivo de álcool e outras drogas, alinhadas aos ODS, impactam diretamente na:

- **Redução de danos à saúde**: O uso abusivo de substâncias está ligado a diversas doenças físicas e mentais. Prevenir ou intervir precocemente reduz a chance de danos graves e mortes evitáveis.
- **Promoção de escolhas conscientes e educação continuada**: Informação clara e consistente empodera as pessoas a fazerem escolhas mais seguras e responsáveis sobre seu estilo de vida.
- **Combate ao estigma e à desinformação**: Informar é humanizar, reconhecendo a dependência como uma condição de saúde que exige cuidado, não punição, combatendo o preconceito que frequentemente afeta pessoas com problemas de dependência.
- **Apoio à família e à comunidade**: Famílias informadas podem identificar sinais precoces e buscar ajuda adequada, enquanto comunidades preparadas promovem ambientes mais saudáveis e acolhedores.
- **Atenção às diversidades**: A prevenção deve ser equitativa e inclusiva, com programas desenhados para atender às necessidades específicas de grupos em situação de vulnerabilidade

(mulheres, etnias, LGBTQIAPN+ etc.), que frequentemente enfrentam fatores de risco adicionais e barreiras de acesso.

- **Redução de custos sociais e econômicos**: O uso de risco e o Transtorno do Uso de Substância (TUS) geram altos custos para os sistemas de saúde, segurança pública e previdência. A prevenção é comprovadamente mais econômica e eficaz do que o tratamento das consequências.
- **Fortalecimento das políticas públicas**: A conscientização da população impulsiona a criação e manutenção de políticas públicas eficazes, como programas escolares, Centros de Atenção Psicossocial Álcool e Drogas (CAPS-AD) e campanhas educativas.

Considerações finais

As empresas têm um papel decisivo na construção de um futuro mais saudável e equitativo. Ao integrar a prevenção do uso abusivo de álcool e outras drogas com os princípios dos Objetivos de Desenvolvimento Sustentável, as organizações não apenas cumprem sua responsabilidade social, mas também colhem benefícios tangíveis em termos de produtividade, inovação, retenção de talentos e imagem de marca.

A prevenção continuada é um investimento no futuro de cada indivíduo e da sociedade como um todo. Ao compartilharmos conhecimento e promovermos ambientes seguros e inclusivos, estamos construindo um caminho para uma vida mais saudável, consciente e feliz. O compromisso com a disseminação de informações e a promoção de ações preventivas é essencial para transformar a realidade e garantir um futuro com menos danos e mais oportunidades para todos.

Referências

ASSOCIAÇÃO BRASILEIRA DE ESTUDOS DO ÁLCOOL E OUTRAS DROGAS (ABEAD). *Programa de atenção e prevenção dos problemas relacionados ao uso de álcool e outras drogas no ambiente de trabalho (PAP-PRAD)*. Porto Alegre: ABEAD, 2019.

FUNDO DAS NAÇÕES UNIDAS PARA A INFÂNCIA (UNICEF). *Objetivos do desenvolvimento sustentável.* Assembleia Geral das Nações Unidas, 2015. Disponível em: https://www.unicef.org/brazil/objetivos-de-desenvolvimento-sustentavel. Acesso em: 3 jul. 205

INSTITUTO BRASILEIRO DE GEOGRAFIA E ESTATÍSTICA (IBGE). *Estatísticas de gênero: indicadores sociais das mulheres no Brasil.* Rio de Janeiro, 2022. Disponível em: https://www.ibge.gov.br. Acesso em: 3 jul. 2025.

MRACEK, P. J.; HAGGERTY, R. J. (Eds.). *Reducing Risks for Mental Disorders: Frontiers for Preventive Intervention Research.* Washington (DC): National Academies Press, 1994.

ORGANIZAÇÃO DAS NAÇÕES UNIDAS (ONU). *Transformando nosso mundo: a Agenda 2030 para o Desenvolvimento Sustentável.* Assembleia Geral das Nações Unidas, 2015. Disponível em: https://brasil.un.org/pt-br/sdgs. Acesso em: 3 jul. 2025.

ORGANIZAÇÃO INTERNACIONAL DO TRABALHO (OIT). *Uso de substâncias psicoativas no trabalho: impactos e estratégias de prevenção.* Genebra: OIT, 2020. Disponível em: https://www.ilo.org. Acesso em: 3 jul. 2025.

ORGANIZAÇÃO PAN-AMERICANA DA SAÚDE (OPAS); ORGANIZAÇÃO MUNDIAL DA SAÚDE (OMS). *Relatório mundial sobre drogas e saúde mental no trabalho.* Washington, D.C.: OPAS, 2022. Disponível em: https://www.paho.org/pt. Acesso em: 3 jul. 2025.

SECRETARIA NACIONAL DE POLÍTICAS SOBRE DROGAS (SENAD). *Prevenção do uso de drogas: referências para escolas e empresas.* Brasília: Ministério da Justiça e Segurança Pública, 2021. Disponível em: https://www.gov.br/senad. Acesso em: 3 jul. 2025.

UNITED NATIONS OFFICE ON DRUGS AND CRIME (UNODC). *World Drug Report 2025.* Vienna: United Nations, 2025. Disponível em: https://www.unodc.org/unodc/en/data-and-analysis/wdr.html. Acesso em: 3 jul. 2025.

Parte II:
Políticas e Ferramentas de Intervenção

CAPÍTULO 4

Rastreamento, intervenção breve e encaminhamento para tratamento das adições (SBIRT)

Alessandra Mendes Calixto
Marcio Wagner Camatta

Introdução

No cenário corporativo atual, a promoção da saúde dos trabalhadores impõe a necessidade de ir além dos programas convencionais. A identificação precoce de comportamentos de risco relacionados ao uso de álcool e outras substâncias tornou-se um imperativo para proteger a segurança no trabalho, reduzir riscos à saúde física e mental do trabalhador e preservar um ambiente organizacional positivo e seguro.

Para enfrentar esse desafio, a aplicação de métodos sistemáticos que envolvem o rastreamento cuidadoso, a realização de intervenções breves e o encaminhamento adequado para tratamento tem se mostrado uma estratégia de cuidado integral altamente eficaz que reduz absenteísmo, melhorando a qualidade de vida quando voltada para o bem-estar do funcionário (Ferreira, Albertoni, Silva e Sartes, 2016).

Apresentamos a seguir o SBIRT – que vem da abreviação, em inglês, dos termos Screening, Brief Intervention, and Referral to Treatment, que correspondem, em português, a Rastreamento, Intervenção Breve e Encaminhamento para Tratamento –, uma das estratégias de abordagem terapêutica mais reconhecidas e aplicadas globalmente para estruturar precisamente a prevenção de comportamentos de risco e suporte dentro do ambiente de trabalho.

O SBIRT é uma estratégia comprovada de abordagem inicial a pessoas que consomem álcool e outras substâncias. Importante reforçar que não existe uso seguro; portanto, não orientamos sobre o uso de baixo risco, apenas conversamos sobre o uso, independentemente da frequência ou quantidade, com a intenção de fazer a prevenção e a intervenção breve (IB). O principal objetivo do SBIRT é prever e evitar o uso de substâncias e a adoção de outros comportamentos de risco (por exemplo, acidentes e agravamento de condições de saúde) por meio de intervenções precoces e encaminhamentos adequados (Bray, *et al.*, 2017).

Essa abordagem pode ser realizada por diferentes profissionais (médicos, enfermeiros, psicólogos) em múltiplos ambientes (consultórios, serviços de urgência, unidades de saúde da família). O protocolo inclui o rastreamento de uso de substâncias, incentivo à conexão dos indivíduos com seus valores e objetivos, assim como o desenvolvimento da motivação necessária para melhorar suas escolhas quanto ao uso de substâncias psicoativas ou outros comportamentos de risco. Dessa forma, é possível realizar o redesenho da saúde assistida e o encaminhamento para serviços de resposta especializada.

Embora simples e eficaz, a IB ainda não está inserida na rotina dos serviços de saúde como prática vital para a triagem universal de riscos relacionados ao consumo de substâncias e outras condições preveníveis. Isso se deve, em parte, à falta de capacitação dos profissionais. Apesar de não substituir outros tratamentos, a IB integrada ao SBIRT é complementada por seguimento estruturado, o que pode potencializar resultados positivos (Ghosh *et al.*, 2022).

A intervenção breve: conceitos, objetivos e desafios

A IB é uma abordagem que visa promover mudanças significativas em um curto espaço de tempo. Essa técnica é frequentemente utilizada em contextos de saúde pública e saúde mental, como no tratamento de dependências, depressão,ansiedade, além de ser aplicada em situações de aconselhamento, terapia ou socorro psicológico em caso de desastres naturais

Historicamente, a intervenção breve para usuários de álcool foi desenvolvida em 1972 por Sanchez-Craig e Wilkinson, (1989) no Canadá, inspirando trabalhos semelhantes nos EUA, liderados por William Miller e outros. A IB é uma abordagem estruturada e objetiva, com tempo determinado e foco em responsabilizar o paciente para buscar e manter a mudança comportamental.

A IB não substitui outros tratamentos, mas o acompanhamento sequencial estruturado nesse tipo de abordagem revela resultados positivos (Mun *et al.*, 2023).

Os principais objetivos da intervenção breve incluem:

- Identificação rápida de problemas: ajudar o indivíduo a reconhecer e entender suas dificuldades de maneira rápida e eficaz.
- Definição de metas: estabelecer metas claras e alcançáveis que o paciente deseja atingir.
- Estratégias de enfrentamento: ensinar técnicas e estratégias que o paciente pode usar para lidar com suas questões.
- Empoderamento: promover a autonomia do indivíduo, incentivando-o a assumir um papel ativo em sua própria recuperação.
- Encaminhamento: se necessário, direcionar o paciente para tratamentos mais longos ou especializados.

Em linhas gerais, a IB está associada à prevenção secundária, procurando identificar a existência de um problema, motivar o paciente e propor mudanças que ele mesmo deve fazer (Tan *et al.*, 2023). Seu objetivo é prevenir ou reduzir o uso de substâncias abusivas e a dependência, bem como suas consequências adversas. A duração varia de aproximadamente cinco minutos, com orientações breves, a 40 minutos. Por isso, a intervenção breve deve ser FOCAL, ou seja, concentrar-se em um único aspecto, e OBJETIVA, sempre com foco no comportamento aditivo.

Em geral, a IB é utilizada em usuários com risco de recaída, enquanto os casos de prováveis dependências são encaminhados a serviços especializados, dado o caráter mais complexo dessas situações. Apesar das evidências que comprovam sua eficácia, a IB ainda não é reconhecida como prática fundamental para rastreio universal de risco associado ao consumo de substâncias e outras patologias preveníveis (Ghosh *et al.*, 2023).

Rastreamento de uso e instumentos validados

O rastreamento foi pensado para mapear o padrão de consumo e determinar o nível de intervenção necessário. Há instrumentos de rastreamento validados para a população em geral e grupos específicos, como adolescentes, idosos e mulheres grávidas. No Brasil, utilizam-se instrumentos validados, como:

- **AUDIT** (Alcohol Use Disorder Identification Test), que é o teste mais frequentemente usado para a triagem do uso de álcool, diferenciando-se, portanto, dos demais, uma vez que permite o rastreio de distintos padrões de consumo.
- **ASSIST** (The Alcohol, Smoking and Substance Involvement Screening Test) (Henriques *et al.*, 2004), voltado para o perfil de envolvimento com diversas substâncias.
- **CAGE** (acrônimo de Cut down, Annoyed by criticism, Guilty e Eye-opener) (Castells *et al.*, 2005), composto por quatro perguntas rápidas para detecção de uso abusivo de álcool.

Esses instrumentos permitem identificar usuários de risco e definir se uma Intervenção Breve é suficiente ou se há necessidade de encaminhamento para tratamento especializado.

É importante apontar que cada pessoa traz consigo experiências emocionais e do ambiente em que vive, e esse contexto influencia sua disponibilidade e prontidão para implementar mudanças.

Os estágios de mudança são um modelo teórico que descreve o processo que as pessoas geralmente seguem ao tentar modificar comportamentos, especialmente em contextos de saúde. Esse modelo, conhecido como Modelo Transteórico de Mudança, foi desenvolvido por James Prochaska e Carlo DiClemente (1992) e é frequentemente utilizado em intervenções de saúde, como no tratamento de dependências e na promoção de hábitos saudáveis. Os cinco estágios de mudança são:

1. **Pré-contemplação**: a pessoa não reconhece o problema ou não considera a necessidade de mudança. Exemplo: uma pessoa que fuma e não reconhece que isso pode prejudicar sua saúde.
2. **Contemplação**: surge a ambivalência; a pessoa reconhece que há um problema e começa a considerar a possibilidade de mudança, mas ainda não está pronta para agir. Exemplo: o fumante começa a pensar sobre os benefícios de parar de fumar, mas ainda não tomou uma decisão.
3. **Preparação**: a pessoa está pronta para mudar e começa a planejar como fará isso. Exemplo: fumante decide que quer parar e começa a procurar métodos e recursos para ajudá-lo, como adesivos de nicotina ou grupos de apoio.
4. **Ação**: implementação das novas condutas, com apoio e monitoramento. Exemplo: o fumante para de fumar e começa a adotar hábitos saudáveis, como exercícios físicos e uma alimentação balanceada.
5. **Manutenção**: após a mudança, a pessoa trabalha para manter o novo comportamento e evitar a recaída. Exemplo: o ex-fumante continua a evitar situações que possam levá-lo a fumar novamente e busca apoio contínuo para manter seu novo estilo de vida.

É importante mencionar que a recaída faz parte do processo de mudança, o modelo não a vê como fracasso, mas uma oportunidade de aprendizado que pode ajudar a pessoa a fortalecer sua resolução e a ajustar estratégias para futuras tentativas.

Esses estágios de mudança facilitam a escolha da linguagem e da abordagem possivel. Já em relação à estrutura da Intervenção Breve, Sanches e Miller (1994) identificaram elementos essenciais para o processo de IB que capturaram o conceito da IB em um acrônimo: FRAMES.

1. ***Feedback*** **(F)**: acontece após a triagem do uso de substâncias. Nessa fase, o consumo de álcool e outras drogas é avaliado por meio de instrumentos padronizados, e o paciente é informado acerca dos riscos associados ao seu padrão de consumo. Pode-se, assim, usar essa informação como um ponto de partida, para convidá-lo a receber uma intervenção.
2. **Responsabilidade (R)**: é estabelecida uma "negociação" entre o profissional e o paciente sobre as metas a serem alcançadas ao longo do tratamento. A mensagem a ser passada é a de que a decisão de mudar o comportamento é do paciente. A motivação na IB é conquistada por meio de Entrevista Motivacional (EM). A EM propõe-se planejar e estruturar conversas efetivas, centradas nos pacientes, para que eles resolvam a ambivalência e se convençam a mudar, tendo como base seus próprios valores e interesses, por isso a comunicação se faz essencial na prática de aconselhamento (Silva *et al.*, 2023).
3. **Aconselhamento (A)**: deve incluir instruções claras sobre a redução ou sobre como a interrupção do comportamento de risco pode diminuir riscos futuros, aumentar a percepção do risco pessoal e, ainda, motivar a alteração no comportamento.
4. **Menu de opções (M)**: o profissional oferece um menu de opções para o paciente focado na mudança de comportamento, ajudando-o a identificar situações de risco relacionadas ao uso de substâncias e a desenvolver habilidades e estratégias para evitá-las.
5. **Empatia (E)**: é desenvolvida, ou seja, não há confronto. O profissional mostra-se aberto a escutar e a compreender o que o paciente relata como sendo a dificuldade para mudar. Ao focar na empatia, na colaboração e na autonomia do paciente, essa abordagem pode levar a melhores resultados de saúde e maior satisfação com o tratamento.
6. **Autoeficácia (S)**: ocorre uma promoção da autoeficácia pela intensificação da motivação do paciente à mudança. Nessa fase, ajuda-o a considerar os prós e contras do uso de substâncias e estimula a confiança em relação às suas capacidades

de mudança. Uma intervenção breve eficaz envolve a promoção deum ambiente favorável para o paciente. Dessa forma, cabe à pessoa identificar quem pode lhe proporcionar apoio e encorajá-la a conversar com essa pessoa.

Quadro 1 – Intervenção Breve: FRAMES

Intervenção Breve **F R A M E S** – Em inglês: moldura, enquadramento, significa que vamos "enquadrar" os procedimentos da abordagem.				
F	Feedback	Devolutiva	A	Autoeficácia
R	Responsability	Responsabilidade	D	Devolutiva
A	Advice	Recomendações	E	Empatia
M	Menu	Inventário	R	Responsabilidade
E	Emphaty	Empatia	I	Inventário
S	Self-eficacy	Autoeficácia	R	Recomendações

Fonte: Formigon; Duarte, 2018.

Para uma intervenção adequada é importante evitar rótulos ou jargões que façam o paciente se sentir envergonhado ou intimidado. Elaboramos perguntas abertas e usamos a escuta reflexiva (Listening Reflection) para mostrar que o compreendemos. Ressaltamos a importância de ampliar a consciência do paciente sobre os benefícios da mudança e enfatizamos sua liberdade de escolha. Sempre o incentivamos e promovemos a autoeficácia, prestando atenção à sua inibição e ao seu estado emocional.

Os usuários de substâncias estão prontos para a mudança quando compreendem o impacto do uso dessas substâncias sobre eles, acreditam que a situação pode ser restaurada e entendem que são os únicos capazes de mudá-la.

No entanto, se a pessoa não quer ou não acha que precisa mudar, é importante ressaltar o impacto dessa decisão, inclusive que pode ser temporária. Manter o vínculo e as portas abertas para dialogar sobre outras perspectivas e benefícios pode, com o tempo,aguçar a curiosidade e estimular a mudança. É fundamental ressaltar que os padrões sociais variam, e a etapa do cilo vital também impacta na decisão de mudar.

Outro objetivo importante da intervenção é focar na substância que mais preocupa o paciente (Jones *et al.*, 2024). A intervenção é destinada a centrar-se naquilo que parece mais problemático para a vida do indivíduo.

No *feedback*, entregamos os resultados do rastreio, incluindo informações sobre o nível de risco e orientações sobre os benefícios da mudança do estilo de vida. O tempo de intervenção é mínimo e deve ser ajustado de acordo com o risco e a droga utilizada. Empregamos nosso conhecimento sobre cada substância para fornecer informações adequadas e atualizadas.

A forma como o *feedback* é articulado tem um impacto na percepção da informação pelo paciente. Por isso é importante ter empatia ao falar. Sempre relate primeiro as informações que o paciente já conhece sobre as drogas e, só então adicione novas informações. Essa abordagem é simples, interessante e respeita a decisão do paciente sobre como buscar informações, impoderando-o (Veach, 2023).

Por que implementar a intervenção breve?

- Reconhecimento da comunidade e equipes;
- Melhoria na qualidade do trabalho, abordando não apenas o uso problemático de substâncias, mas também questões adicionais;
- Resolução rápida de problemas de saúde relacionados ao uso de substâncias;
- Lida com os problemas de saúde mais comuns no serviço;
- Estabelece um melhor relacionamento com os usuários ao seguir seus princípios.

A intervenção, então, precisa ser focada na substância com maior pontuação ou na importancia revelada pelo paciente. Diante de oportunidades de cuidado e bem-estar, as pesssoas buscam melhorar (Mdege *et al.*, 2024).

Após o rastreio, todos os pacientes devem ser informados sobre os resultados do questionário (Audit, Cage, Assist) aplicado e sobre a faixa de risco em que se encontram:

Quadro 2 - Faixas de risco

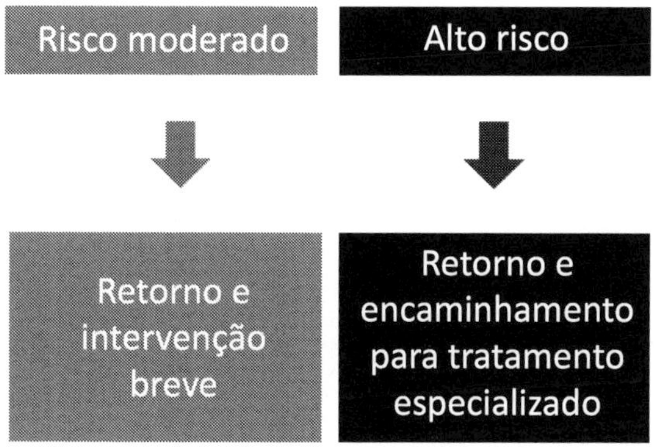

Elaborado pelas autoras.

Uma forma simples e eficaz, que desperta o interesse e o conhecimento do paciente e respeita seu direito de escolha quanto à informação oferecida, envolve três passos: promover motivação/interesse pela informação; investigar o que o paciente já sabe e o que lhe interessa saber.

Isso também pode ser útil para relembrar ao paciente que o que ele fará com a informação é sua responsabilidade. Por exemplo, perguntando: Você gostaria de ver os resultados? O que você fará com essa informação é uma escolha sua... O importante é fornecer retorno de forma neutra e sem julgamentos.

Neste ponto, utilizamos a Entrevista Motivacional (EM), uma abordagem centrada no paciente que visa ajudá-lo a explorar e resolver ambivalências em relação a mudanças de comportamento, especialmente em contextos de saúde, como o manejo de doenças crônicas. Essa técnica é particularmente útil para pacientes que enfrentam desafios na adesão a tratamentos, mudanças de estilo de vida ou manejo de sintomas. A EM segue as seguinte orientações:

- Estabelecer *Rapport*: crie um ambiente seguro e acolhedor, onde o paciente se sinta à vontade para compartilhar suas experiências e sentimentos.

- Explorar a ambivalência: pergunte sobre os prós e contras de mudar comportamentos relacionados à sua doença crônica. Isso ajuda a identificar as hesitações e motivações do paciente.
- Identificar valores e objetivos: ajude o paciente a articular o que é importante para ele e como isso se relaciona com sua saúde. Pergunte sobre seus objetivos de vida e como a doença crônica impacta esses objetivos.
- Promover a autoconfiança: incentive o paciente a refletir sobre mudanças passadas que conseguiu realizar e como essas experiências podem ser aplicadas ao seu contexto atual.
- Desenvolver um plano de ação: trabalhe com o paciente para criar um plano realista e alcançável que inclua passos concretos para a mudança. Isso pode envolver ajustes na medicação, hábitos alimentares, atividade física ou manejo do estresse.
- Reforçar a importância da adesão: discuta a importância da adesão ao tratamento e como isso pode impactar a qualidade de vida do paciente.

Para provocar autorreflexão, solicite ao paciente que pense sobre as informações fornecidas e sobre o que ele gostaria de fazer, com perguntas como: Como você se sente sobre isso? O que você gostaria de fazer a respeito disso? O quanto você está preocupado com isso?

Se não houver tempo para fazer a intervenção naquele momento, ofereça ao menos um retorno e peça ao paciente que volte em outro atendimento para discutir o uso de substância(s) com mais detalhe. Lembre-se de expressar sua preocupação com a saúde dele e com os problemas que já enfrenta ou possa vir a apresentar.

A enfermagem e a intervenção breve

A IB é uma estratégia eficaz facilmente incluida na prática de enfermagem. Como já mencionado, é uma ferramenta importante para a educação em saúde, prevenção e promoção de bem-estar dos pacientes, especialmente aqueles com problemas relacionados ao consumo de substâncias psicoativas. O vínculo e o tempo de acompanhamento que a enfermagem estabelece permiteme que esses profissionais identifiquem e motivem o paciente a mudar comportamentos de risco, utilizando elementos da intimidade, do cotidiano, da relação familiar e, preferencialmente, as próprias falas do paciente para evocar o diálogo.

A enfermagem utiliza instrumentos de rastreamento e questionários para identificar pacientes com risco de consumo de álcool ou drogas. Os enfermeiros fornecem educação e aconselhamento, com informações sobre os riscos do consumo, as opções de tratamento e estratégias de mudança de comportamento.

A enfermagem utiliza entrevista motivacional para ajudar os pacientes a reconhecer a necessidade de mudança e a se comprometer com o tratamento. Há também oacompanhamento após a intervenção breve para estimular a presistência das mudanças ou reeditar as combinações, fornecendo suporte e orientação para manter a mudança de comportamento.

Além disso, a enfermagem aponta, destaca e torna consciente a melhora, a saúde e o bem-estar percebido pelo próprio paciente e sua família, auxiliando-os a se tornarem mais conscientes dos riscos do consumo de substâncias. A intervenção breve pode ser realizada em grupo, como parte de programas de educação em saúde ou em consultas de enfermagem (Soares, 2020), e pode ser utilizada por telefone para pacientes que não podem comparecer a consultas presenciais (Lima, 2023).

Desafios e benefícios da intervenção breve

Apesar da eficácia comprovada da IB, sua adoção ainda enfrenta barreiras, por exemplo, a falta de reconhecimento como prática essencial para a triagem universal de riscos associados ao consumo de substâncias. A IB não deve ser vista como um substituto para outros tratamentos, mas sim como parte de um seguimento estruturado que visa alcançar resultados positivos a longo prazo.

A implementação do SBIRT pode resultar em melhoria significativa na qualidade do atendimento em saúde no ambiente do trabalho, promovendo um relacionamento mais eficaz entre profissionais e pacientes, contribuindo para a resolução de problemas de saúde relacionados aos comportamentos de risco. A abordagem centrada no paciente e a promoção da autoeficácia são elementos cruciais para o sucesso da intervenção.

Referências

BABOR, T. F.; HIGGINS-BIDDLE, J. C. *Intervenções breves para uso de risco e uso nocivo de álcool – Manual para uso em atenção primária.* Ribeirão Preto: PAI-PAD, 2003. Disponível em: http://whqlibdoc.who.int/hq/2001/WHO_MSD_MSB_01.6b.pdf. Acesso em: 1 jun. 2025.

BRAY, J. W. *et al.* Screening, Brief Intervention and Referral to Treatment (SBIRT): rationale, program overview and cross-site evaluation. *Addiction*, v. 112, suppl. 2, p. 3-11, fev. 2017. DOI: 10.1111/add.13676. PMID: 28074566.

CASTELLS, M. A.; FURLANETTO, L. M. Validity of the CAGE questionnaire for screening alcohol-dependent inpatients on hospital wards. *Brazilian Journal of Psychiatry*, v. 27, n. 1, p. 54-57, 2005. Disponível em: https://doi.org/10.1590/S1516-44462005000100012. Acesso em: 1 jun. 2025.

D'ONOFRIO, G. *et al.* A brief intervention reduces hazardous and harmful drinking in emergency department patients. *Annals of Emergency Medicine*, v. 60, n. 2, p. 181-192, ago. 2012. DOI: 10.1016/j.annemergmed.2012.02.006. Epub 2012 mar. 28. PMID: 22459448; PMCID: PMC3811141.

FERREIRA, M. L.; ALBERTONI, M. R.; SILVA, N. B.; SARTES, L. M. A. Avaliação da efetividade da intervenção breve para a prevenção do uso de álcool no trabalho. *Psicologia em Pesquisa – UFJF*, Juiz de Fora, v. 10, n. 2, p. 143-152, jul./dez. 2016. DOI: 10.24879/201600100010045.

FORMIGONI, Maria Lucia Oliveira de Souza; DUARTE, Paulina do Carmo Arruda Vieira (Org.). *Módulo 4*: intervenção breve. 1. ed. São Paulo: Universidade Federal de São Paulo (UNIFESP); Universidade Virtual do Estado de São Paulo (UNIVESP); Secretaria Nacional de Políticas sobre Drogas (SENAD), 2018. 143 p. (Coleção SUPERA). Recurso eletrônico.

GHOSH, A. *et al.* Brief interventions for alcohol misuse among people living with HIV: a meta-analysis. *American Journal of Drug and Alcohol Abuse*, v. 49, n. 6, p. 766-786, nov. 2023. DOI: 10.1080/00952990.2023.2248647. Epub 2023 dez. 11. PMID: 37921633.

GHOSH, A. *et al.* Efficacy of brief intervention for harmful and hazardous alcohol use: a systematic review and meta-analysis of studies from low middle-income countries. *Addiction*, v. 117, n. 3, p. 545-558, mar. 2022. DOI: 10.1111/add.15613. Epub 2021 jul. 27. PMID: 34159673.

HENRIQUE, I. F. S. *et al.* Validação da versão brasileira do teste de triagem do envolvimento com álcool, cigarro e outras substâncias (ASSIST). *Revista da Associação Médica Brasileira*, v. 50, p. 199-206, 2004.

JONES, M. *et al.* Electronic-Screening, Brief Intervention and Referral to Treatment (e-SBIRT) for Addictive Disorders: Systematic Review and Meta-Analysis. *Substance Use & Addiction Journal*, v. 45, n. 4, p. 736-752, out. 2024. DOI: 10.1177/29767342241248926. Epub 2024 mai. 16. PMID: 38756012.

LIMA, A. V. C. Intervenção Breve realizada por enfermeiro via telefone: um estudo de viabilidade. 2023. Dissertação (Mestrado em Cuidado em Saúde) – Escola de Enfermagem, Universidade de São Paulo, São Paulo, 2023. DOI: 10.11606/D.7.2023.tde-20122024-155552. Acesso em: 23 abr. 2025.

MCREE, B. *et al.* A randomized controlled trial of a brief intervention for illicit drugs linked to the Alcohol, Smoking and Substance Involvement Screening Test (ASSIST) in clients recruited from primary health-care settings in four countries. *Addiction*, v. 107, p. 957-966, 2012.

MDEGE, N. D. *et al.* Interventions for tobacco use cessation in people living with HIV. Cochrane Database of Systematic Reviews, v. 2024, n. 8, CD011120, 5 ago. 2024. DOI: 10.1002/14651858.CD011120.pub3. PMID: 39101506; PMCID: PMC11299227.

MUN, E. Y. *et al.* Brief Alcohol Interventions are Effective through 6 Months: Findings from Marginalized Zero-inflated Poisson and Negative Binomial Models in a Two-step IPD Meta-analysis. *Prevention Science*, v. 24, n. 8, p. 1608-1621, nov. 2023. DOI: 10.1007/s11121-022-01420-1. Epub 2022 ago. 17. PMID: 35976524; PMCID: PMC10678823.

PROCHASKA, J. O.; DICLEMENTE, C. C.; NORCROSS, J. C. In search of how people change: Applications to addictive behavior. *American Psychologist*, v. 47, p. 102-114, 1992.

RONZANI, T. M.; SOUZA-FORMIGONI, M. L. O.; BABOR, T. F. Evaluation of a training program to implement alcohol screening, brief intervention and referral to treatment in primary health care in Minas Gerais, Brazil. *Nordic Studies on Alcohol and Drugs*, v. 25, n. 6, 2017. Disponível em: https://journals.sagepub.com/doi/abs/10.1177/145507250802500611. Acesso em: 31 maio 2025.

SANCHEZ-CRAIG, M.; WILKINSON, D. A. *Brief treatments for alcohol and drug problems*: Practical and methodological issues. In: LOBERG, T. et al. (org.). Addictive Behaviors: Prevention and Early Intervention. Amsterdam/Lasse, Netherlands: Swets and Zeitlinger B.V., 1989. p. 233-252.

SANCHEZ, V. C.; MILLER, W. R. *Motivating young adults for treatment and lifestyle change*. In: HOWARD, G. (ed.). Issues in alcohol use and misuse in young adults. Notre Dame: University of Notre Dame Press, 1994.

SILVA FILHO, J. A. da *et al.* Intervenção Breve para uso de Substâncias Psicoativas no Brasil: revisão sistemática. *Saúde Em Debate*, v. 47, n. 138, p. 693-706, 2023. Disponível em: https://doi.org/10.1590/0103-1104202313823. Acesso em: 1 jun. 2025.

SOARES, J.; VARGAS, D. de. Group Brief Intervention: effectiveness in motivation to change alcohol intake. *Revista Brasileira de Enfermagem*, v. 73, n. 1, e20180138, 2020. Disponível em: https://doi.org/10.1590/0034-7167-2018-0138. Acesso em: 1 jun. 2025.

SZUPSZYNSKI, K. P. D. R.; OLIVEIRA, M. da S. O Modelo Transteórico no tratamento da dependência química. *Psicologia: Teoria e Prática*, São Paulo, v. 10, n. 1, p. 162-173, jun. 2008. Disponível em: http://pepsic.bvsalud.org/scielo.php?script=sci_arttext&pid=S1516-36872008000100012&lng=pt&nrm=iso. Acesso em: 16 jan. 2025.

TAN, C. J. *et al.* Comparative effectiveness of psychosocial interventions in adults with harmful use of alcohol: a systematic review and network meta-analysis. *Addiction*, v. 118, n. 8, p. 1414-1429, ago. 2023. DOI: 10.1111/add.16187. Epub 2023 abr. 4. PMID: 36905310.

VEACH, L. J. Enfermagem no leito: Rastreio, Intervenção Breve e Encaminhamento para Tratamento. *Revista de Enfermagem Referência*, v. 6, n. 2, e23ED2, 2023. Disponível em: https://doi.org/10.12707/RVI23ED2. Acesso em: 1 jun. 2025.

WORLD HEALTH ORGANIZATION. *AUDIT*: The alcohol use disorders identification test: guidelines for use in primary care. 2. ed. Genebra: WHO, 2001.

CAPÍTULO 5

Avanços e desafios dos programas de álcool e drogas nas empresas

Katia A. Figueira

Introdução

O consumo de álcool e drogas no ambiente corporativo é um desafio complexo e multifacetado, que afeta diretamente a produtividade, a segurança e o bem-estar dos colaboradores. Este tema é de extrema importância para as organizações, não apenas por suas implicações legais e de *compliance*, mas também pela necessidade de promover um ambiente de trabalho saudável e seguro, onde os colaboradores possam desempenhar suas funções de maneira plena e produtiva. Programas eficazes de prevenção e tratamento do uso de substâncias são fundamentais para mitigar esses riscos e criar uma cultura organizacional que valorize a saúde integral dos seus membros.

Historicamente, as iniciativas de prevenção ao uso de substâncias no ambiente corporativo surgiram como resposta às pressões regulatórias e aos incidentes de saúde e segurança nos anos 1980. Regulamentações como a Drug-Free Workplace Act de 1988, nos Estados Unidos, e a Norma Regulamentadora 7 (NR-7), no Brasil, foram pioneiras ao estabelecer políticas formais de prevenção e monitoramento, impulsionando um movimento que continua a evoluir para as estratégias integradas de prevenção, identificação precoce, suporte psicológico e tratamento especializado.

Os programas modernos de prevenção do uso de álcool e drogas vão além da simples aplicação de testes toxicológicos e políticas punitivas. Eles são desenhados para criar um ambiente educativo e de apoio, onde os colaboradores são encorajados a buscar ajuda sem medo de retaliação ou discriminação. Campanhas de conscientização, *workshops*, e parcerias com instituições de saúde são alguns dos elementos que compõem essas iniciativas, que visam não só reduzir o consumo de substâncias, mas também melhorar a qualidade de vida dos colaboradores e promover uma cultura oganizacional positiva. Neste capítulo, vamos explorar a evolução dos programas de prevenção de álcool e drogas nas empresas, analisando os avanços tecnológicos, as abordagens educacionais e os desafios persistentes. Discutiremos exemplos de boas práticas e estratégias eficazes para ajudar empresas a desenvolver e aprimorar suas políticas, transformando desafios em oportunidades para promover o bem-estar dos colaboradores e o sucesso organizacional.

Em última análise, as empresas que investem em programas estruturados e atualizados não apenas cumprem com suas obrigações legais, mas também se destacam como organizações que valorizam o capital humano, contribuindo para a construção de um ambiente corporativo mais saudável, produtivo e sustentável. Nosso objetivo é fornecer *insights* valiosos e exemplos práticos que inspirem líderes e gestores a implementar e fortalecer suas iniciativas de prevenção, criando um impacto positivo tanto para os indivíduos quanto para as empresas como um todo.

Evolução histórica e marcos legais

Os programas de prevenção ao uso de álcool e drogas no ambiente corporativo surgiram como resposta a uma crescente conscientização sobre a importância da saúde e segurança no trabalho, especialmente a partir dos anos 1980. Durante essa década, tanto nos Estados

Unidos quanto no Brasil, legisladores e empresas perceberam que o consumo de substâncias no ambiente de trabalho tinha um impacto direto não apenas na produtividade, mas também na segurança dos trabalhadores, aumentando os riscos de acidentes e comprometendo a qualidade de vida dos colaboradores.

Nos Estados Unidos, um dos marcos mais importantes foi a Drug-Free Workplace Act de 1988, que exigia que empresas que recebiam contratos federais implementassem programas para prevenir o uso de drogas. Essa legislação estabeleceu uma série de requisitos, como a necessidade de testes toxicológicos periódicos e a criação de políticas claras e educativas para garantir um ambiente de trabalho seguro. A lei foi um marco para o movimento de prevenção, destacando-se como um exemplo de como a legislação pode impulsionar mudanças significativas na cultura corporativa e na forma como as empresas abordam o tema da saúde ocupacional.

No Brasil, a Norma Regulamentadora 7 (NR-7), implementada em 1990, estabeleceu o Programa de Controle Médico de Saúde Ocupacional (PCMSO), que inclui a obrigatoriedade de exames médicos periódicos para monitorar a saúde dos trabalhadores e prevenir doenças ocupacionais, incluindo o uso de substâncias. Essa regulamentação foi fundamental para formalizar a prática de prevenção do uso de álcool e drogas no ambiente de trabalho, tornando-se uma peça-chave para a proteção da saúde dos colaboradores. A NR-7 exigiu que as empresas brasileiras adotassem uma postura proativa, integrando a prevenção ao uso de substâncias em suas políticas de saúde e segurança.

A evolução desses programas foi impulsionada por avanços tecnológicos, mudanças legislativas e maior conscientização sobre os impactos do uso de substâncias. Nos anos 2000, programas expandiram-se, incorporando novas tecnologias e metodologias, como testes toxicológicos mais sofisticados e ferramentas digitais para monitoramento e análise de dados comportamentais, permitindo detecção eficiente e intervenções mais precisas.

Outro fator que contribuiu para a evolução dos programas foi a integração de estratégias de educação e conscientização. As empresas começaram a perceber que apenas a implementação de políticas e testes não era suficiente; era necessário educar os colaboradores sobre os riscos do uso de substâncias e criar uma cultura de prevenção e apoio. Palestras, workshops e programas educativos passaram a fazer parte das estratégias, promovendo um ambiente onde os colaboradores se sentissem seguros para buscar ajuda e apoio, sem medo de estigmatização ou discriminação.

Além disso, as parcerias com instituições de saúde e organizações internacionais, como a Organização Internacional do Trabalho (OIT) e o Pacto Global da ONU, têm sido fundamentais para alinhar as práticas corporativas aos padrões globais de saúde e segurança no trabalho. Por exemplo, programas como o Mente em Foco, promovido pelo Pacto Global, visam integrar a saúde mental às políticas de prevenção ao uso de substâncias, ampliando o alcance e a eficácia das iniciativas corporativas.

A evolução histórica desses programas demonstra que a legislação e as políticas corporativas devem caminhar juntas, reforçando a importância de uma abordagem estruturada e proativa. O progresso depende não só de regulamentações eficazes, mas também de uma implementação que inclua práticas educativas e de suporte. Hoje, os programas de prevenção são mais abrangentes, incorporando tecnologia, educação e tratamento especializado para criar um ambiente de trabalho mais seguro e produtivo.

Objetivos dos programas

Os programas de prevenção de uso de álcool e drogas no ambiente corporativo têm objetivos fundamentais e interconectados, que visam não apenas a redução do consumo de substâncias, mas também a promoção de um ambiente de trabalho saudável, produtivo e seguro. Esses objetivos são estruturados para criar um sistema preventivo abrangente, que combina educação, intervenção e suporte contínuo aos colaboradores. A seguir, detalhamos cada um dos principais objetivos que compõem esses programas, explicando sua importância e como eles são implementados para maximizar a eficácia das políticas corporativas.

1. Prevenção do uso de substâncias

O primeiro e principal objetivo dos programas de prevenção é educar e conscientizar os colaboradores sobre os riscos associados ao uso de álcool e drogas. A prevenção começa com a implementação de campanhas educativas que buscam informar os colaboradores sobre os efeitos negativos do uso de substâncias, tanto para a saúde individual quanto para a segurança coletiva no ambiente de trabalho. Palestras, workshops, materiais informativos e treinamentos contínuos são algumas das ações empregadas para construir um ambiente de trabalho onde a prevenção é parte integral da cultura organizacional.

Essas iniciativas educativas também têm como meta desmistificar preconceitos e estigmas relacionados ao uso de substâncias, encorajando os colaboradores a buscar ajuda sem medo de retaliação ou discriminação. Ao promover um ambiente de apoio e acolhimento, as empresas conseguem reduzir significativamente os casos de uso de substâncias e seus impactos negativos, criando uma cultura preventiva que valoriza o bem-estar dos colaboradores.

2. Identificação precoce e intervenção

Além da prevenção, outro objetivo dos programas é a identificação precoce de colaboradores que possam estar em risco. Isso garante que intervenções rápidas e eficazes sejam realizadas, evitando que problemas menores se tornem crises maiores que afetam a saúde do colaborador e a segurança no ambiente de trabalho.

Para isso, as empresas utilizam uma combinação de ferramentas, como testes toxicológicos periódicos e observação comportamental. Testes toxicológicos modernos, menos invasivos e mais precisos permitem que as organizações identifiquem o uso de substâncias de forma eficaz, mantendo a confidencialidade e a privacidade dos colaboradores. Além disso, treinamentos específicos são oferecidos para que gestores e supervisores aprendam a identificar sinais comportamentais que possam indicar o uso de substâncias, como mudanças de humor, queda de produtividade ou comportamento errático.

A partir dessa identificação, as empresas podem oferecer intervenções imediatas, como aconselhamento psicológico ou encaminhamento para programas de tratamento, buscando sempre reintegrar o colaborador de forma segura e produtiva ao ambiente de trabalho.

3. Suporte e tratamento para colaboradores

Um dos elementos mais importantes dos programas de prevenção é garantir que os colaboradores que enfrentam problemas com o uso de substâncias recebam o suporte necessário para sua recuperação. O objetivo é oferecer um ambiente de apoio contínuo, onde o colaborador sinta que pode buscar ajuda sem medo de ser estigmatizado ou discriminado.

Para isso, as empresas estruturam uma rede de suporte que inclui desde o aconselhamento psicológico até programas de reabilitação e acompanhamento médico especializado. Muitas organizações estabelecem parcerias com clínicas e instituições de saúde para oferecer tratamentos eficazes e personalizados, adaptados às necessidades específicas de cada colaborador. Esses programas de tratamento podem incluir terapias, intervenções médicas, internações (quando necessárias) e o acompanhamento psicológico contínuo, garantindo que o colaborador tenha acesso aos recursos necessários para sua recuperação completa.

Além disso, políticas de retorno ao trabalho são implementadas para assegurar que os colaboradores que passaram por tratamento sejam reintegrados de forma segura e eficiente, com o suporte contínuo necessário para evitar recaídas e promover o bem-estar e a produtividade. A reintegração segura é uma parte crítica do sucesso dos programas, pois garante que os colaboradores se sintam apoiados e valorizados, fortalecendo a cultura organizacional e a lealdade à empresa.

A integração desses três objetivos é essencial para que os programas de prevenção de álcool e drogas sejam eficazes. Uma abordagem isolada ou focada exclusivamente em um único aspecto não é suficiente para enfrentar os desafios complexos associados ao uso de substâncias no ambiente corporativo. As empresas precisam garantir que suas políticas sejam abrangentes e integradas, formando uma rede de prevenção e suporte que atua em todas as frentes: da educação à intervenção e tratamento.

Abordagens preventivas e educação

As abordagens preventivas são um dos pilares fundamentais dos programas de prevenção ao uso de álcool e drogas nas empresas. Elas são estruturadas para criar uma cultura de conscientização, educação e suporte, garantindo que os colaboradores sejam informados sobre os riscos associados ao consumo de substâncias e tenham acesso a recursos de apoio para evitar o uso e lidar com situações de risco. As estratégias preventivas são variadas e adaptadas às necessidades e realidades de cada organização, utilizando desde campanhas educativas até parcerias com instituições de saúde. A seguir, detalhamos as principais abordagens preventivas utilizadas, enfatizando sua importância e impacto no ambiente de trabalho.

1. Campanhas educativas e conscientização contínua

Uma das principais estratégias preventivas é a implementação de campanhas educativas que visam conscientizar os colaboradores sobre os riscos do uso de substâncias e promover um ambiente de trabalho saudável. Essas campanhas utilizam diversos meios, como palestras presenciais e virtuais, *workshops*, materiais impressos e digitais, e treinamentos contínuos para informar os colaboradores de maneira acessível e envolvente.

As campanhas educativas buscam não apenas informar sobre os riscos, mas também desmistificar o uso de substâncias, combatendo preconceitos e estigmas que ainda existem em torno do tema. A ideia é criar um ambiente onde os colaboradores se sintam à vontade para buscar ajuda, sabendo que a empresa valoriza seu bem-estar e que o apoio está disponível sem julgamentos ou discriminações.

Além disso, as campanhas são atualizadas regularmente para refletir as novas realidades e desafios, como o surgimento de novas substâncias psicoativas. Esse enfoque dinâmico garante que as informações sejam sempre relevantes e eficazes, aumentando o engajamento dos colaboradores e a eficácia dos programas.

2. *Workshops* e treinamentos para colaboradores e gestores

Os *workshops* e treinamentos são elementos essenciais das abordagens preventivas, proporcionando oportunidades para que colaboradores e gestores aprendam sobre os riscos do uso de substâncias, as políticas da empresa e as ferramentas disponíveis para apoio. Esses treinamentos são interativos e práticos, permitindo que os participantes adquiram conhecimentos aplicáveis e desenvolvam habilidades para lidar com situações de risco.

Para os gestores, os treinamentos são especialmente importantes, pois ensinam a identificar sinais de uso de substâncias entre os membros da equipe e a oferecer o suporte necessário de forma apropriada e eficaz. Treinamentos específicos para gestores incluem a identificação de comportamentos que podem indicar problemas, como quedas de produtividade, alterações de humor e comportamento errático, além de orientações sobre como abordar esses colaboradores de maneira sensível e responsável.

Os *workshops* também são direcionados aos colaboradores em geral, oferecendo informações sobre habilidades de enfrentamento, gerenciamento de estresse e promoção de um estilo de vida saudável, que são fatores críticos para a prevenção.

3. Programas de bem-estar e estilo de vida saudável

Outra abordagem preventiva fundamental é a implementação de programas de bem-estar que incentivem os colaboradores a adotarem hábitos saudáveis. Esses programas buscam minimizar os fatores de risco associados ao uso de substâncias, promovendo atividades como exercícios físicos, alimentação balanceada, técnicas de gerenciamento de estresse e oficinas de habilidades de enfrentamento e resiliência.

Os programas de bem-estar são integrados aos programas de saúde ocupacional, oferecendo aos colaboradores acesso a atividades físicas regulares, orientação nutricional e práticas de *mindfulness* e meditação para promover a saúde mental e emocional. A integração de práticas de bem-estar ajuda a criar uma cultura de saúde que vai além da prevenção ao uso de substâncias, incentivando os colaboradores a cuidar de si mesmos de forma holística e sustentável.

Programas específicos de prevenção ao uso de substâncias também são oferecidos, como oficinas focadas em habilidades de enfrentamento e resiliência, que ajudam os colaboradores a lidar com situações de estresse e pressão sem recorrer ao uso de álcool ou drogas. Essas iniciativas são fundamentais para capacitar os colaboradores a manterem um estilo de vida saudável e resiliente.

4. Parcerias com instituições de saúde e serviços de suporte

As parcerias com instituições de saúde e serviços especializados são uma parte essencial das estratégias preventivas. As empresas estabelecem colaborações com clínicas de reabilitação, hospitais e profissionais de saúde para fornecer suporte especializado aos colaboradores que necessitem. Essas parcerias garantem que os colaboradores tenham acesso a terapias, medicamentos, internações (quando necessárias) e outros recursos de tratamento e suporte de maneira ágil e eficaz.

Além de tratamentos especializados, as parcerias também viabilizam serviços de apoio contínuo, como acompanhamento psicológico, grupos de suporte e programas de reabilitação. Ao oferecer uma rede de suporte robusta e integrada, as empresas conseguem prevenir e tratar problemas relacionados ao uso de substâncias de forma mais eficaz, promovendo a recuperação e a reintegração dos colaboradores ao ambiente de trabalho.

Essas parcerias são especialmente valiosas para empresas que possuem colaboradores em locais remotos, como plataformas marítimas ou áreas industriais isoladas, garantindo que o suporte esteja disponível independentemente da localização.

5. Comunicação clara e transparente

Uma comunicação clara e transparente é um aspecto central das abordagens preventivas. As empresas utilizam diversos canais internos, como *newsletter*s, intranets, aplicativos móveis e reuniões de equipe, para informar continuamente os colaboradores sobre as políticas de prevenção, atualizações de procedimentos e os recursos disponíveis para apoio e tratamento. Essas estratégias de comunicação são projetadas para garantir que todos os colaboradores estejam cientes das iniciativas e saibam como acessar os serviços de suporte de forma fácil e confidencial.

A comunicação também visa criar um diálogo aberto sobre o tema, incentivando os colaboradores a expressarem suas preocupações e dúvidas sem medo de represálias. Um ambiente onde a comunicação é valorizada ajuda a reduzir o estigma associado ao uso de substâncias, promovendo um clima organizacional onde o bem-estar e a saúde dos colaboradores são prioridades claras e transparentes.

Desafios atuais

Apesar dos avanços significativos nos programas de prevenção e tratamento do uso de álcool e drogas no ambiente corporativo, ainda existem desafios substanciais que as empresas enfrentam para garantir a eficácia e a sustentabilidade dessas iniciativas. Os desafios não se limitam apenas à implementação de políticas e tecnologias, mas também envolvem questões culturais, sociais e estruturais que impactam diretamente a aceitação e o sucesso dos programas. Entender e abordar esses desafios é fundamental para que as empresas possam desenvolver estratégias eficazes e criar um ambiente de trabalho verdadeiramente seguro e acolhedor. A seguir, exploramos os principais desafios que os programas enfrentam atualmente e discutimos como eles afetam as iniciativas corporativas.

1. Estigma e cultura organizacional

Um dos maiores desafios é o estigma associado ao uso de substâncias e à saúde mental no ambiente de trabalho. Muitos colaboradores relutam em buscar ajuda por medo de discriminação, retaliação ou prejuízos à sua carreira. Esse estigma, enraizado em preconceitos sociais e culturais, impede que os colaboradores se sintam confortáveis para procurar os recursos disponíveis ou para falar abertamente sobre suas dificuldades.

Para que os programas de prevenção sejam eficazes, é crucial que as empresas trabalhem para mudar essa cultura, promovendo um ambiente onde o apoio e a saúde sejam prioridades organizacionais. Isso inclui desde campanhas de conscientização para combater estereótipos até treinamentos para gestores, capacitando-os a lidar com essas situações de maneira sensível e sem julgamento.

Uma mudança cultural não ocorre da noite para o dia e exige comprometimento contínuo da liderança e de todos os níveis da organização. Empresas que se destacam na redução do estigma associam programas de prevenção a iniciativas de saúde mental mais amplas, integrando esses conceitos em sua cultura corporativa e garantindo que todos os colaboradores entendam e valorizem a importância do bem-estar no local de trabalho.

2. Adaptação às novas substâncias psicoativas

Outro desafio significativo é a adaptação constante às novas substâncias que surgem no mercado. A rápida evolução das drogas psicoativas, muitas das quais são projetadas para escapar dos métodos tradicionais de detecção, requer que as empresas atualizem constantemente seus programas de testes toxicológicos e de prevenção.

Essa adaptação também inclui a formação contínua dos profissionais de saúde ocupacional e dos gestores, garantindo que eles estejam preparados para identificar e lidar com os efeitos das novas substâncias. Testes toxicológicos precisam ser revisados e aprimorados regularmente para garantir a precisão na detecção dessas substâncias emergentes, e as políticas internas devem ser flexíveis o suficiente para incorporar rapidamente esses avanços.

Além disso, as empresas devem manter um diálogo aberto com seus colaboradores, educando-os sobre os perigos das novas substâncias e saber como buscar ajuda de maneira segura e confidencial. Um programa de prevenção eficaz é aquele que está sempre um passo à frente, antecipando desafios e adaptando-se às mudanças para proteger a saúde e o bem-estar dos colaboradores.

3. Integração e coordenação entre departamentos

Para que os programas de prevenção e tratamento sejam eficazes, é necessário que haja uma integração eficiente entre diferentes áreas da empresa, como recursos humanos, saúde ocupacional, gestão e outros departamentos relevantes. A falta de coordenação e comunicação entre essas áreas pode comprometer a implementação e a eficácia dos programas, dificultando o acesso dos colaboradores aos recursos disponíveis e criando lacunas nos processos de prevenção e tratamento.

A integração requer que todos os departamentos estejam alinhados e trabalhem de maneira colaborativa, assegurando que as políticas sejam implementadas de forma consistente e que os colaboradores recebam o suporte necessário em todas as etapas, desde a prevenção até o tratamento e a reintegração. Além disso, a coordenação externa com clínicas de reabilitação e serviços de apoio psicológico é essencial para garantir que os colaboradores tenham acesso a um atendimento especializado e contínuo. Estabelecer parcerias robustas e manter uma comunicação aberta com esses fornecedores ajuda a garantir que os recursos estejam sempre disponíveis e que o processo de tratamento seja fluido e eficaz.

4. Manutenção da confidencialidade e privacidade

Outro desafio crucial é garantir que a confidencialidade e a privacidade dos colaboradores sejam mantidas durante os processos de identificação, tratamento e acompanhamento. A confiança é um fator essencial para que os colaboradores se sintam seguros para buscar ajuda, e qualquer violação ou percepção de falta de privacidade pode comprometer a eficácia dos programas. As empresas precisam implementar políticas claras e rigorosas que assegurem que todas as informações relacionadas ao uso de substâncias e à saúde dos colaboradores sejam ratadas com o mais alto nível de confidencialidade. Isso inclui desde o uso de plataformas seguras para armazenamento de dados até a formação de equipes especializadas que compreendam a importância da privacidade e saibam lidar com informações sensíveis de forma ética e responsável.

5. Monitoramento contínuo e avaliação da eficácia dos programas

Monitorar a eficácia dos programas de prevenção e realizar avaliações periódicas para ajustar as políticas e práticas são desafios contínuos para as empresas. É necessário estabelecer métricas claras para medir o impacto das iniciativas, como taxas de absenteísmo, produtividade, incidência de uso de substâncias e satisfação dos colaboradores. No entanto, mensurar e interpretar esses dados de forma precisa e coerente exige recursos e expertise que nem todas as empresas possuem.

As avaliações periódicas são essenciais para identificar pontos fortes e áreas que precisam de melhorias, permitindo que as empresas ajustem suas estratégias e políticas com base em dados reais e concretos. O uso de tecnologia e análise de dados é fundamental para esse processo, permitindo que as empresas realizem avaliações de forma mais precisa e automatizada.

Enfrentar esses desafios é fundamental para garantir que os programas de prevenção e tratamento do uso de substâncias sejam sustentáveis e eficazes a longo prazo. As empresas que conseguem abordar esses obstáculos com estratégias inovadoras e comprometimento da liderança têm mais sucesso em criar ambientes de trabalho seguros, produtivos e acolhedores. No entanto, é essencial que essas estratégias sejam continuamente avaliadas e adaptadas para garantir que acompanhem as mudanças e as novas realidades que surgem.

Considerações finais

Os programas de prevenção e tratamento do uso de álcool e drogas no ambiente corporativo evoluíram consideravelmente nas últimas décadas, integrando avanços tecnológicos, novos conhecimentos sobre saúde mental e estratégias educacionais mais robustas. Apesar desse progresso, os desafios persistem. O estigma associado ao uso de substâncias ainda é um obstáculo significativo, e muitos colaboradores temem retaliações ou discriminação, o que pode impedi-los de buscar o apoio necessário. Mudanças culturais são fundamentais para combater esse estigma e criar um ambiente de acolhimento, onde a busca por ajuda seja vista como um ato de coragem e responsabilidade, e não como um motivo para sanções ou julgamentos. Além disso, com o surgimento constante de novas substâncias psicoativas, os programas precisam ser ágeis e dinâmicos, atualizando continuamente seus protocolos de detecção e tratamento para permanecerem eficazes.

Outro ponto crítico para o sucesso desses programas é a integração e coordenação entre diferentes áreas da empresa, como recursos humanos, saúde ocupacional, e departamentos de gestão. Uma abordagem holística e colaborativa garante que todos os setores estejam alinhados e preparados para implementar as políticas de prevenção de forma eficiente, proporcionando uma rede de suporte consistente e acessível aos colaboradores.

As empresas que se destacam na implementação de programas de prevenção são aquelas que não só adotam as melhores práticas, mas que também estão dispostas a ir além, investindo em parcerias estratégicas com instituições de saúde, clínicas especializadas e programas de apoio psicológico. Elas também se comprometem a avaliar e ajustar continuamente suas políticas, utilizando dados para medir a eficácia e garantir que os programas estejam alinhados com as necessidades dos colaboradores e as novas exigências legais. Para o futuro, é essencial que as organizações considerem a saúde mental e a prevenção do uso de substâncias como partes interdependentes de uma estratégia mais ampla de bem-estar. Integrar programas como o *Mente em Foco*, desenvolvido pelo Pacto Global da ONU, é um exemplo de como as empresas podem adotar uma visão mais abrangente e alinhada aos Objetivos de Desenvolvimento Sustentável (ODS), promovendo ambientes de trabalho mais saudáveis e seguros.

Para que os programas de prevenção de álcool e drogas sejam sustentáveis e eficazes, é preciso uma combinação de tecnologia avançada, políticas claras, educação contínua e, acima de tudo, um compromisso genuíno das lideranças para transformar a cultura organizacional. Somente assim será possível criar um ambiente onde os colaboradores sintam- se apoiados e seguros para buscar ajuda e melhorar sua qualidade de vida, contribuindo para o sucesso coletivo da organização.

Referências

ASSOCIAÇÃO BRASILEIRA DE RECURSOS HUMANOS (ABRH). *Guia prático para a implementação de programas de prevenção de uso de substâncias*. São Paulo: ABRH, 2021.

BRASIL. Ministério da Saúde. *Norma Regulamentadora 7 - Programa de Controle Médico de Saúde Ocupacional (PCMSO)*. Brasília: Ministério da Saúde, 2022.

BRASIL. Ministério do Trabalho e Emprego (MTE). *Atualização da NR-7 e a inclusão de políticas de testes toxicológicos*. Brasília: Ministério do Trabalho e Emprego, 2022.

INSTITUTO NACIONAL DE CÂNCER (INCA). *Convenção-Quadro para o Controle do Tabaco*. 2023. Disponível em: https://inca.gov.br. Acesso em: 28 out. 2024.

NATIONAL INSTITUTE ON DRUG ABUSE (NIDA). *Workplace Drug Testing and Employee Assistance Programs*. 2021. Disponível em: https://nida.nih.gov. Acesso em: 28 out. 2024.

ORGANIZAÇÃO DAS NAÇÕES UNIDAS (ONU). *Programa Mente em Foco do Pacto Global*. 2023. Disponível em: https://unglobalcompact.org. Acesso em: 28 out. 2024.

ORGANIZAÇÃO INTERNACIONAL DO TRABALHO (OIT). *Diretrizes para programas de prevenção de álcool e drogas no trabalho*. Genebra: OIT, 2023.

ORGANIZAÇÃO MUNDIAL DA SAÚDE (OMS). *Guidelines for the Management of Substance Use in the Workplace*. Genebra: OMS, 2019.

SILVA, J. P.; OLIVEIRA, M. T. *Saúde e segurança no trabalho*: desafios e perspectivas. São Paulo: Editora Atual, 2020.

UNITED STATES DEPARTMENT OF LABOR. *Drug-Free Workplace Act of 1988*: Drug-Free Workplace Programs. Washington, DC: United States Department of Labor, 1988.

CAPÍTULO 6

Consumo de Z-compostos e outros medicamentos: estratégias de prevenção em empresas

Carolina Costa

Introdução

Os Z-compostos - zolpidem, eszopiclona, zopiclona e zaleplon - surgiram como alternativas mais seguras aos benzodiazepínicos (Sordi *et al.*, 2019). Ao se ligarem preferencialmente à subunidade alfa 1 do receptor GABA, promovem indução do sono com menor alteração na arquitetura do sono e, inicialmente, apresentavam risco reduzido de tolerância e abstinência (Sordi *et al.*, 2019). No entanto com o aumento global das prescrições de Z-compostos, passaram a ser documentados casos de dependência e sintomas de abstinência (ABEAD, 2024). Esses relatos descrevem desde episódios de má condução de veículos, incidentes em viagens aéreas e plantões noturnos, compras *online* indesejadas e acidentes domésticos, até situações de exposição pública e casos graves com episódios convulsivos que exigiram internação em unidade de terapia intensiva (UTI) para manejo da abstinência (Leal *et al.*, 2024).

No Brasil, o primeiro estudo epidemiológico a investigar o uso de medicamentos não prescritos foi o *III Levantamento Nacional sobre o uso de drogas pela população brasileira* (III LNUD), realizado em 2015 (Bastos *et al.*, 2017). A pesquisa incluiu anfetamínicos, anticolinérgicos, anabolizantes, barbitúricos, benzodiazepínicos e opioides. Os achados mostraram que o uso de benzodiazepínicos e opioides sem prescrição ao longo da vida foi mais prevalente do que o uso de cocaína e crack, evidenciando um problema de saúde pública que merece atenção (Bastos *et al.*, 2017).

No contexto corporativo, o uso não prescrito de Z-compostos e outros fármacos pode comprometer a saúde do trabalhador em contextos como viagens, jornadas extenuantes, turnos noturnos, transtornos mentais não diagnosticados ou não tratados, insônia ou dor crônica. Muitas vezes, isso decorre de prescrições indiscriminadas ou prolongadas sem o devido acompanhamento médico. Soma-se a isso o *Zeitgeist* ("espírito do tempo"): segundo Byung Chul-Han, vivemos numa "sociedade do cansaço" e numa "sociedade paliativa", marcada pelo esgotamento gerado pela busca incessante de produtividade e e pela crescente medicalização da vida (Han, 2017; Han, 2021).

Em agosto de 2024, a Anvisa equiparou o receituário necessário para se prescrever Z-compostos ao tipo B1 (o mesmo exigido para os benzodiazepínicos), reforçando a necessidade de cuidado e acompanhamento na prescrição desses medicamentos (Lima, Tardelli e Fidalgo, 2024). Para a prevenção universal, no ambiente empresarial, faz-se fundamental a prescrição racional de medicamentos por parte dos profissionais de saúde, bem como a implementação de estratégias de detecção precoce e programas integrados de saúde do trabalhador com o objetivo de melhorar o estilo de vida. Tais medidas serão mais detalhadas a seguir.

Prescrição racional de psicotrópicos

Além dos Z-compostos, há relatos de uso indevido e dependência de medicamentos psicotrópicos, como bupropiona, quetiapina, benzodiazepínicos, opioides, pregabalina, entre outros (Costa *et al.*,

2015; Isoardi *et al.*, 2020; Chiappini e Schifano, 2018; Sordi *et al.*, 2019; Castro, 2019). Frequentemente, o uso inadequado desses fármacos funciona como estratégia compensatória para enfrentar problemas persistentes (Beck e Liese, 2024) e os próprios profissionais de saúde podem ser a principal fonte de acesso.

Para evitar prescrições indiscriminadas, deve-se observar os princípios da prescrição racional como (Labbate *et al.*, 2010):

- Iniciar o medicamento com dose baixa e aumentar gradualmente, buscando sempre a menor dose eficaz. Porém, antes de trocar a medicação, tentar atingir a dose máxima, salvo ocorrência de efeitos adversos.
- Evitar polifarmácia e regimes de múltiplas doses diárias, favorecendo a adesão. Caso haja indicação, prescrever medicamentos com mecanismos de ação diferentes.
- Aguardar o tempo adequado (4 a 6 semanas) para avaliar a resposta de antidepressivos, antipsicóticos e estabilizadores de humor.
- Psicoeducar os pacientes sobre a necessidade de uma dose eficaz e o tempo de uso adequado para reposta clínica das classes acima, assim como o risco de tolerância e abstinência dos benzodiazepínicos e Z-compostos.
- Limitar benzodiazepínicos e Z-compostos a uso adjuvante para ansiedade e insônia por 2 a 4 semanas, período em que os antidepressivos, antipsicóticos e estabilizadores de humor começam a apresentar resposta clínica. Oferecer orientação ao paciente sobre esse limite de tempo no momento da prescrição.
- Agendar consulta de seguimento e fornecer prescrição suficiente até o retorno, garantindo monitoramento adequado e restringindo o estoque disponível para uso extra.
- Evitar prescrever medicamentos com potencial de tolerância e dependência a pacientes com transtorno por uso de substância ou histórico de uso indevido.

- Não indicar medicamentos sob demanda ("SOS"), exceto no início do tratamento, enquanto não se atinge a eficácia dos medicamentos de primeira escolha.
- Orientar o paciente a não adquirir psicotrópicos sem receita e a não exceder a quantidade prescrita.

Assim, a adoção desses cuidados contribui para reduzir riscos de dependência, garantir o uso terapêutico adequado e promover a segurança do trabalhador.

Estilo de vida e intervenções não farmacológicas

Além das medidas medicamentosas, é importante avaliar o estilo de vida e incentivar práticas não farmacológicas que promovam saúde geral e higiene do sono (Carvalho; Lafer; Shuch, 2021). Essas estratégias reduzem a dependência de psicotrópicos usados como sedativos e contribuem para a prevenção do uso excessivo de medicações (ABEAD, 2024) e incluem:

- Regularidade de horários: manter horários fixos para dormir e acordar, inclusive nos finais de semana.
- Associação cama-sono: ir para a cama com a finalidade de dormir, evitando outras atividades como trabalho, uso de telas, jogos eletrônicos etc.
- Ambiente adequado: cuidar da temperatura, luminosidade e silêncio do ambiente em que se está dormindo, assim como o conforto do colchão, travesseiro e pijama.
- Estratégia para insônia: caso não consiga dormir, levantar-se, sair da cama e deixar o ambiente em luz baixa, dedicando-se a atividades pouco estimulantes (leitura ou medicação, por exemplo).
- Evitar cochilos prolongados durante o dia.
- Reduzir estimulantes: não consumir cafeína (café, mate, chás) a partir da tarde.

- Moderar hábitos vespertinos: evitar atividade física intensa, grandes refeições e uso de álcool e nicotina até 2 horas antes de dormir.
- Fazer atividade física com regularidade.

Para casos de insônia crônica, a terapia cognitiva-comportamental específica para insônia (TCC-I) é considerada a primeira escolha de tratamento (ABEAD, 2024).

No âmbito da regulação emocional, Paul Gilbert (2013) apresenta, didaticamente, três sistemas de regulação dos afetos:

1. Sistema de ameaça
2. Sistema de busca de recursos
3. Sistema tranquilizador

Quando o sistema de ameaça está muito ativado, recorremos frequentemente ao sistema de busca de recursos ou ao tranquilizador. Porém, este último só se desenvolve plenamente por meio de aprendizagem social quando expandimos o repertório de práticas calmantes (técnicas de meditação, *mindfulness*, banho de floresta, respiração diafragmática etc.). No mundo ocidental, há uma tendência a recorrer ao sistema de busca de recursos para regular a hiperativação do sistema de ameaça. Nessa tentativa de regulação emocional, pode-se recorrer ao uso de medicamentos, substâncias lícitas, ilícitas, jogos de azar, compras compulsivas, alimentação desordenada, entre outras. Essas soluções podem gerar efeitos adversos – como sedação diurna e sintomas de abstinência que, quando graves podem englobar convulsão e necessidade de internação na UTI, criando novos problemas.

Em ambientes de trabalho marcados por jornadas estressantes e prolongadas, lideranças autoritárias, comunicação violenta e interações negativas entre funcionários, o sistema de ameaça permanece constantemente ativado, favorecendo o desenvolvimento de transtornos mentais e o uso indevido de medicamentos. Para promover um clima organizacional favorável à saúde mental, Shawn Achor (2012) sugere, em seu livro *O jeito Harvard de ser feliz*, a "Linha de Losada", que significa manter uma proporção mínima de seis interações positivas para cada interação negativa. Equipes acima da "Linha de Losada" apresentam melhor saúde mental e produtividade, sendo esse parâmetro um indicador importante para programas de prevenção em empresas

Sinais de alerta para o uso indevido de psicotrópico

O pedido de ajuda nem sempre acontecerá explicitamente por parte do funcionário, seja por vergonha, estigma ou falta de percepção do próprio problema. Com isso, cabe ao profissional de saúde reconhecer indicadores que sinalizam a necessidade de intervenção e acompanhamento mais intensivo. São eles (ABEAD, 2024):

- A pessoa está tomando os medicamentos de forma diferente da prescrita e se recusa a fazer ajustes ou retirada da medicação para opções mais seguras de tratamento.
- Pedidos de receita antes do que foi calculado na prescrição (sinal de que o suprimento está acabando antes do previsto).
- Busca por outros serviços de saúde para conseguir receitas extras.
- Pedidos de receita fora do ambiente de consulta e para pessoas diferentes (por exemplo, solicitação de prescrições no corredor da empresa, a médicos conhecidos, vizinhos ou familiares médicos).
- Solicitação de receita no nome de outras pessoas.
- Consumo excessivo, que leva a pessoa a relatar ingestão de muitos comprimidos, inclusive durante o dia, porque se sente mais aliviado.
- Sinais de sedação ou abstinência, com a pessoa apresentando sonolência excessiva, fala pastosa, confusão, retardo psicomotor, ansiedade, irritabilidade e se recusando a colaborar com exame físico ou realizar exame laboratorial/teste toxicológico.

- Desculpas recorrentes, com solicitação de novas receitas, repetindo motivos como: perda, "estava em meu bolso e molhou na lavagem de roupa", "meu médico está de férias ou viajando" etc.
- Pedido de quantidades acima do necessário (por exemplo, precisa tomar 1 comprimido por dia com nova consulta em 1 mês, porém solicita mais que 30 comprimidos, ficando ansioso em caso de negativa).
- Pressão ou ameaça para obter receita após ser desligado por outro profissional.
- Indícios de que a pessoa falsifica a receita, vende ou compartilha medicamentos com outras pessoas.

É fundamental reconhecer os sinais e sintomas de intoxicação e abstinência de depressores do sistema nervoso central (Z- compostos, benzodiazepinicos e opioides) para encaminhar a pessoa ao pronto-socorro quando necessário (Sordi *et al.*, 2019; Castro, 2019). São eles:

- Intoxicação por benzodiazepínicos e Z-compostos: sedação, fala lenta e pastosa, disartria, incoordenação motora, redução dos reflexos, perda de equilíbrio, embotamento afetivo e amnésia para fatos recentes (Sordi et al., 2019). Uma particularidade importante é que os Z-compostos podem, mesmo em dose terapêutica, causar delírios, alucinações e comportamentos anormais durante à noite, como comer compulsivamente, fazer compras online, importunar terceiros, entre outros, sem que a pessoa se recorde dos episódios no dia seguinte (Leal *et al.*, 2024).
- Abstinência de benzodiazepínicos e Z-compostos: ansiedade, irritabilidade, mialgia, fraqueza muscular, tremor, sudorese, atenção prejudicada, alucinação, delírio, insônia, visão borrada, náusea, vômito, hipo ou hipersensibilidade visual, auditiva, olfativa e tátil, convulsões (Sordi et al., 2019; ABEAD, 2024). Em quadros graves, além do atendimento em

emergência de hospital geral, pode ser necessário suporte em unidade de terapia intensiva (ABEAD, 2024).

- Intoxicação por opioides: além de sedação, retardo dos movimentos, dificuldade de atenção e memória. Além disso, podem surgir sinais específicos como sensação de calor, vermelhidão e prurido na pele, constipação, retenção urinária, desinibição e pupilas puntiformes (Castro, 2019). São sinais e sintomas de abstinência: irritabilidade, náusea e vômito, diarreia, insônia, mialgia, lacrimejamento ou rinorreia (secreção pelo nariz), sudorese, ereção dos pelos da pele ("pele de ganso") e dilatação de pupilas (Castro, 2019).

Identificar esses sinais precocemente permite ações de suporte, encaminhamento e prevenção de complicações graves.

Considerações finais

Dados epidemiológicos brasileiros indicam que o consumo de medicamentos sem prescrição médica é mais prevalente ao longo da vida do que o uso de cocaína e crack, embora ainda receba atenção insuficiente. Tal cenário reforça a urgência de práticas de prescrição racional de medicamentos, o fortalecimento de intervenções não farmacológicas voltadas ao estilo de vida e a adoção de medidas regulatórias para reduzir riscos à saúde – como a que foi realizada pela Anvisa em relação aos Z-compostos.

Os profissionais de saúde exercem importante papel na prevenção universal ao serem sensíveis a fatores promotores de saúde mental, adotarem diretrizes atualizadas, ao se capacitarem e promoverem programas de saúde do trabalhador que valorizem interações positivas, lideranças compassivas e melhora do estilo de vida dos funcionários. Na prevenção seletiva, pode ser importante monitorar ambientes de trabalho e a prevalência de esgotamento relacionado ao estresse ocupacional. Por fim, como prevenção indicada, a detecção precoce de quem precisa de acompanhamento pode evitar a cronificação e agravamento da situação, aumentando as chances de resposta ao tratamento.

Referências

ABEAD. *Diretrizes para prevenção do uso indevido de psicotrópicos em empresas*. São Paulo: Associação Brasileira de Estudos de Álcool e Drogas, 2024.

ACHOR, S. *O jeito Harvard de ser feliz*. Rio de Janeiro: Objetiva, 2012.

BECK, A.; LIESE, R. Compensatory strategies in persistent problems: implications for psychotropic misuse. *Journal of Behavior Therapy*, v. 55, p. 20-28, 2024.

BASTOS, M. *et al. III Levantamento Nacional sobre o Uso de Drogas pela População Brasileira*. Brasília: Secretaria Nacional de Políticas sobre Drogas, 2017.

CARVALHO, L.; LAFER, B.; SHUCH, D. Lifestyle interventions for sleep hygiene and mental health. *Revista de Saúde Mental*, v. 21, n. 1, p. 33-45, 2021.

CASTRO, M. *Intoxicações por opioides*: aspectos clínicos e manejo. São Paulo: Atheneu, 2019.

CHIAPPINI, S.; SCHIFANO, F. Abuse of prescription drugs in Europe: focus on benzodiazepines and Z-compounds. *European Neuropsychopharmacology*, v. 28, suppl. 1, p. S286-S287, 2018.

COSTA, A. *et al.* Misuse and dependence on psychotropics: a literature review. *Revista Brasileira de Psiquiatria*, v. 37, n. 2, p. 150-160, 2015.

GILBERT, P. *A mente compassiva*: um modelo de regulação emocional. Porto Alegre: Artmed, 2013.

HAN, B.-C. *A sociedade do cansaço*. Petrópolis: Vozes, 2017.

HAN, B.-C. *A sociedade paliativa*. Petrópolis: Vozes, 2021.

ISOARDI, J. *et al.* Pregabalin misuse and dependence: clinical findings.

International Journal of Clinical Practice, v. 74, n. 4, e13012, 2020.

LABBATE, P. *et al.* Principles of rational prescribing in psychopharmacology. *British Journal of Clinical Pharmacology*, v. 69, n. 4, p. 304-310, 2010.

LEAL, C.; SILVA, R.; PEREIRA, D. Nighttime behavioural anomalies and Z-compound use. *Sleep and Vigilance*, v. 8, n. 2, p. 45-53, 2024.

LIMA, F.; TARDELLI, B.; FIDALGO, C. Atualização do receituário para Z-compostos. *Diário Oficial da União*, Seção 1, Brasília, DF, 15 ago. 2024.

SORDI, P. *et al.* Z-compounds as alternatives to benzodiazepines: safety and dependence profiles. *Journal of Clinical Pharmacology*, v. 59, n. 3, p. 315-322, 2019.

Parte III
Saúde Mental e Abordagens Complementares

CAPÍTULO 7

Cigarros eletrônicos (*vapers*) e prevenção nas empresas: riscos emergentes e estratégias de intervenção

Carolina Costa

Introdução

Os *vapers* ou cigarros eletrônicos começaram a ser comercializados em 2007, embora dispositivos de entrega de nicotina sem combustão já tivessem patentes desde a década de 1930. Naquela época, o alto custo final de venda e a menor capacidade de gerar dependência, em comparação com o cigarro convencional, limitaram sua popularização. O desenvolvimento dos *vapers* é creditado a um engenheiro chinês que buscava substituir o consumo do cigarro convencional.

Inicialmente, empresas não ligadas ao setor do tabaco investiram nos *vapers* como alternativa para acabar com a indústria do tabaco. Tornaram os produtos mais atrativos, com cores e sabores variados, além de promoverem festas de experimentação e campanhas de *marketing* agressivas voltadas ao público jovem (Big Vape, 2023). Além disso, analisaram documentos internos da indústria de tabaco e passaram a utilizar a combinação de nicotina com ácido benzoico, que não se estabilizava bem na combustão do cigarro convencional, mas potencializava o efeito aditivo quando presente no líquido dos cigarros eletrônicos (Big Vape, 2023).

Durante a expansão desse mercado, a indústria do tabaco promoveu uma mudança de léxico, evitando termos que remetessem ao ato de fumar ou à fumaça, apropriando-se de expressões como "redução de danos" para confundir a comunidade científica e investindo na propaganda do tabaco aquecido (INCA, 2016; Carvalho, 2018; Big Vape, 2023; Industry Documents Library, UCSF, 2023). Esse tipo de produto chegou a se difundir em países da Europa e no Japão, embora sem a mesma velocidade dos cigarros eletrônicos, que se consolidavam com o formato semelhante a um *pendrive*, aumentando a concentração de nicotina a cada novo modelo (O'Connor *et al.*, 2022). A partir daí, a indústria do tabaco incorporou as empresas fabricantes de *vapers* e continua expandindo sua diversidade de produtos, sendo hoje mais adequadamente designada como indústria da nicotina (O'Connor *et al.*, 2022).

Em 2014, um estudo que reuniu especialistas para chegar a um consenso sobre quais produtos de nicotina seriam mais seguros afirmou que os cigarros eletrônicos seriam 95% mais seguros do que os convencionais (Nutt *et al.*, 2014). Tal informação foi amplamente divulgada para legitimar e estimular o uso desses produtos pela população da Inglaterra, apesar de ser basear apenas na opinião de especialistas, e não em pesquisas com marcadores biológicos ou químicos nem em estudos longitudinais (Mckee e Capewell, 2015).

Com o incentivo do *Public Health England* à substituição do cigarro convencional pelos *vapers* – por meio de grandes mensagens em pontos de vendas indicando que os dispositivos eram "95% mais seguros", além de seu apelo visual, odor e sabor –, o uso de *vapers* por adolescentes entre 16 e 17 anos no Reino Unido aumentou de 5% em 2018 para 15% em 2023 (Department of Health and Social Care, 2023).

Nos Estados Unidos, uma análise com 151.573 adolescentes entre 11 e 18 anos, realizada entre 2014 e 2021, mostrou que, entre aqueles que usavam qualquer produto de tabaco, o cigarro eletrônico foi o primeiro produto de nicotina utilizado por 27,2% em 2014;

78,3% em 2019 e 77% em 2021 (Glantz *et al.*, 2022). A partir de 2017, o cigarro eletrônico tornou-se o principal produto de iniciação ao uso de nicotina. Além disso, o número de adolescentes que usavam o cigarro eletrônico nos primeiros cinco minutos após acordar – um marcador de dependência – aumentou mais de dez vezes entre 2014 e 2021 (Glantz *et al.*, 2022).

Esses dados do Reino Unido e dos Estados Unidos demonstram como os *vapers* passaram a ser fatores de iniciação na dependência de nicotina, ao contrário do que se esperava inicialmente, quando se acreditava que poderiam substituir o cigarro convencional de forma definitiva.

No Brasil, a ANVISA foi rápida ao implementar a RDC n. 46/2009, que proibia a importação, produção e comercialização de dispositivos eletrônicos para fumar (DEFs), incluindo o cigarro eletrônico, narguilé eletrônico, dispositivos de tabaco aquecido, entre outros. A decisão foi ratificada com a RDC n. 855/2024, que adicionou a necessidade de amplas campanhas sobre os malefícios do uso dos DEFs, além de reforçar a fiscalização (ANVISA, 2024). Tais medidas foram fundamentais para que o país mantivesse uma baixa prevalência de uso desses dispositivos, ao contrário de outras nações que não proibiram a comercialização e enfrentam, atualmente, uma epidemia de dependência de nicotina e de lesões pulmonares em adolescentes usuários de *vapers* (Bertoni e Szklo, 2021; Glantz, 2019).

Segundo o III Levantamento Nacional de Álcool e Drogas (2025), 5,3% dos entrevistados relataram ter experimentado cigarros eletrônicos no último ano, e 2,2%, no último mês. Dentre aqueles que já usaram DEFs, 6,9% afirmaram fazer uso diário. Além disso, 1,9% da população do estudo relatou uso combinado do cigarro convencional e do cigarro eletrônico. Com relação à substituição do cigarro convencional pelos DEFs, 77,6% dos usuários de cigarro eletrônico não reduziram o uso do consumo do cigarro convencional. O principal perfil de usuários inclui adolescentes (8,7% de uso no último ano) e jovens entre 18 e 24 anos (16,7% no último ano).

Impacto na saúde mental e física

Há registros de prejuízos ao funcionamento de múltiplos sistemas do organismo em curto e médio prazos. Embora os estudos sobre os efeitos a longo prazo ainda estejam em desenvolvimento, os dados já disponíveis são preocupante e não demonstram o benefício à saúde que se esperava em comparação aos cigarros convencionais (Glantz *et al.*, 2024; Marques *et al.*, 2021).

Diferente do que a palavra "vapor" sugere, não se trata de vapor d´água e nicotina, mas de uma mistura de propilenoglicol e glicerol, associada a diversas outras substâncias consideradas citotóxicas e carcinogênicas, além de relacionadas a enfisema pulmonar e dermatite (INCA, 2016; Cheng, 2014; Martins *et al.*, 2016; Bonner *et al.*, 2021). A névoa química produzida pelos cigarros eletrônicos contém partículas ainda menores que as do cigarro convencional, contaminando o ambiente e atingindo regiões mais profundas do pulmão, como os alvéolos – última estrutura da árvore pulmonar (INCA, 2016). Tais prejuízo às vias respiratórias são cumulativos.

Apesar disso, em pouco tempo de uso, jovens já relatam sintomas respiratórios. Por exemplo, em um estudo longitudinal observacional de quatro anos, 80% dos adolescentes e jovens adultos que usaram cigarro eletrônico nos últimos 30 dias relataram sintomas como falta de ar e sibilos (Tackett *et al.*, 2023).

Há uma relação importante entre partículas muito pequenas contaminantes do ar (finas e ultrafinas) e lesão na parede dos vasos sanguíneos (endotélio). Tal evidência fez com que a poluição, de qualquer fonte, passasse a ser considerada um fator de risco cardiovascular, aumentando a chance de infarto do miocárdio e formação de trombos (Glantz *et al.*, 2024; Neczypor *et al.*, 2022). Outro impacto relevante da poluição é sua associação a sintomas depressivos (Bhui *et al.*, 2023). Ou seja, a qualidade do ar afeta amplamente nossa saúde física e mental.

Outros prejuízos relacionados ao cigarro eletrônico incluem: alteração da microbiota oral; aumento de cáries e leucoplasia em mucosa oral; irritação ocular; dificuldade de cicatrização de feridas; aumento da flacidez da pele; resistência insulínica (pré-diabetes); dificuldade de mineralização óssea; explosões e queimaduras, entre outros (Ralho *et al.*, 2019; Seiler-Ramadas *et al.*, 2021; Debbaneh *et al.*, 2022; Kar *et al.*, 2019; Nguyen, 2023; Famiglietti *et al.*, 2021; Ashour *et al.*, 2023; Rau *et al.*, 2017; Zhang *et al.*, 2022; Bjurlein *et al.*, 2021; Ahmed *et al.*, 2021) .

Em casos extremos, jovens desenvolveram sintomas respiratórios (tosse seca ou com sangue, falta de ar, dor no peito, pressão em tórax), sintomas gastrointestinais (náuseas, vômitos, diarreia e dor abdominal) e sintomas gerais (febre, calafrio, perda de peso, dor de cabeça, tontura, fadiga), configurando uma condição específica grave do uso de *vapers*. Tal condição foi denominada lesão pulmonar aguda associada ao cigarro eletrônico (EVALI) e pode exigir suporte de terapia intensiva, podendo inclusive levar à morte (Gotts *et al.*, 2019; Jonas, 2022). Atualmente, sua notificação não é obrigatória, no entanto o Ministério da Saúde, em conjunto com o INCA e a ANVISA, publicou a Nota Técnica Conjunta n. 233/2025, orientando sobre o correto preenchimento da declaração de óbito em casos relacionados ao uso de cigarros eletrônicos. Nesses casos, deve-se utilizar o código U07.0 pelo CID-10, associado ao F17.2, quando houver diagnóstico de dependência de nicotina.

Na saúde mental, além do impacto da poluição já mencionado, a nicotina presente nos *vapers* está associada à piora de sintomas de depressão, ideação suicida, sintomas de ansiedade, psicóticos, prejuízo no sono e aumento de uso futuro de outras substâncias (Bautista *et al.*, 2023; Dome *et al.*, 2010; Alderson; Laurie, 2015; Laviolette, 2021; Ren; Lotfipour, 2019; Lau *et al.*, 2023; Garcia; Salloum, 2015). Há também evidência de piora da saúde mental em pessoas expostas passivamente à névoa dos cigarros eletrônicos (Farrell *et al.*, 2022).

Um jovem que faz uso do cigarro eletrônico tem de 3 a 4 vezes mais chance de manter sua dependência de nicotina por meio do cigarro convencional (Barufaldi *et al.*, 2021). Paralelamente, utilizar o cigarro eletrônico como estratégia para parar de fumar também não é recomendado, pois aumenta o risco de uso dual (Corrêa, 2022).

Impacto ambiental

O descarte de cigarros eletrônicos de uso único representa uma grande ameaça à Convenção- Quadro das Nações Unidas sobre Mudança do Clima. Esses dispositivos usam baterias de lítio, um recurso finito no planeta, que também é essencial para a produção de carros elétricos (alternativa ao uso de combustível fóssil), celulares, computadores e medicamentos importantes no tratamento de pacientes com transtorno bipolar. Em 2022, por exemplo, foram descartadas 90 toneladas de lítio oriundas de dispositivos eletrônicos de uso único – quantidade suficiente para abastecer 11 mil baterias de carros elétricos (Financial Times, 2023).

Além do descarte dos dispositivos em si, a poluição ambiental provocada pelo vapor é cumulativa e proporcional à quantidade de puffs em ambientes fechados, podendo gerar uma péssima qualidade do ar, com altos níveis de nicotina, compostos orgânicos voláteis, metais pesados e partículas de outras naturezas (Chen *et al.*, 2018).

Impacto econômico

Wang e colaboradores (2023) calcularam os custos com o uso de serviços de saúde – incluindo idas à emergência, noites no hospital, consultas médicas e visitas médicas domiciliares – entre adultos usuários de cigarro eletrônico, a partir de um banco de dados dos Estados Unidos, entre 2015 e 2018 (UCSF, 2022). A estimativa foi de $15 bilhões de dólares por ano, com um custo adicional de $2.024 anuais por usuário de cigarro eletrônico, em comparação com pessoas que não utilizam produtos de tabaco (UCSF, 2022).

No Brasil, representantes da indústria da nicotina alegam prejuízos com a arrecadação de impostos e crescimento do mercado ilícito devido à regulamentação vigente, que proíbe o comércio, produção e importação dos DEFs. No entanto, em países que permitem o comércio, 86% do mercado permanece ilícito (Truth Initiative, 2024), e, como estimado anteriormente, os tributos arrecadados não compensam os prejuízos econômicos para a sociedade.

Prevenção nas empresas

Os ambientes de trabalho têm papel importante na prevenção, por meio de sinalizações atualizadas que incluam a proibição tanto do cigarro convencional quanto dos dispositivos eletrônicos para fumar em locais fechados e semiabertos. Também é fundamental oferecer informação em datas de sensibilização, como o Dia Mundial Sem Tabaco (31 de maio) e o Dia Nacional de Combate ao Fumo (29 de agosto), ampliando a conscientização sobre o tema e combatendo as falácias propagadas pela indústria da nicotina (Vidaña-Perez, 2023).

É recomendável, também, que as empresas avaliem patrocínios vinculados à indústria da nicotina, que frequentemente utiliza pautas ambientais (*greenwashing*) (Stop & Paho, 2022) e de diversidade (como o *blackwashing*) para mudar a percepção de risco de seus produtos e aumentar sua aceitação social (WHO, 2019).

Além disso, programas de saúde do trabalhador têm a oportunidade de oferecer tratamento à dependência de nicotina – a maior causa de morte prevenível no mundo (Samet, 2013). A Nota Técnica do Ministério da Saúde/INCA (2025) para o tratamento de usuários de cigarros eletrônicos orienta os profissionais de saúde sobre a abordagem terapêutica para a dependência de nicotina, destacando que, apesar das particularidades dos cigarros eletrônicos, o tratamento segue as recomendações do Protocolo Clínico e Diretrizes Terapêuticas do Tabagismo (PCDT), que incluem aconselhamento estruturado, abordagem intensiva e farmacoterapia, como a Terapia de Reposição de Nicotina (TRN) combinada. A nota reforça a necessidade de um tratamento individualizado e seguro, com limites de dosagem para a reposição de nicotina, e a relevância da abordagem cognitivo-comportamental para a consolidação da abstinência.

Parar de usar nicotina é prevenir inúmeras condições de saúde física e mental, bem como danos ambientais e impactos econômicos.

Considerações finais

Diferente do que é propagado, *vapers* ou cigarros eletrônicos não são uma forma mais segura de uso de nicotina. Pelo contrário: emitem partículas menores (finas e ultrafinas), que atingem regiões mais profundas dos pulmões, e estão associados a doenças pulmonares precoces, complicações cardiovasculares e prejuízos em diversos outros sistemas do corpo. Também se relacionam com a iniciação de jovens e adultos no uso de produtos de nicotina e ao desenvolvimento de dependência grave, devido às altas doses de nicotina consumidas em um dia.

A RDC n. 855/2024 da Anvisa contribui para a preservação da saúde pública e posiciona o Brasil na vanguarda das políticas de controle do tabaco no mundo. Empresas que apoiam a atual regulamentação estão em consonância com a NR-1, que visa à promoção de ambientes mais seguros e saudáveis, tanto do ponto de vista físico quanto mental.

Referências

AHMED, A. R.; ETCHEY, B.; AHMED, M. *Explosions, Burn Injuries and Adverse Health Effects of Electronic Nicotine Delivery Systems: A Review of Current Regulations and Future Perspectives.* Journal of Pharmacy & Pharmaceutical Sciences, [s. l.], v. 24, p. 462–474, 2021.

ALDERSON, H. L.; LAWRIE, S. M. *Does cigarette smoking cause psychosis*? Lancet Psychiatry, [s. l.], v. 2, n. 8, p. 672–673, ago. 2015. ANVISA. *Resolução da Diretoria Colegiada 855/2024.* [S. l.: s. n.], 2024. Disponível em: https://www.gov.br/anvisa/pt-br/assuntos/tabaco/cigarro-eletronico/relatorio- final-de-analise-de-impacto-regulatorio-air. Acesso em: 17 jul. 2025. ASHOUR, O.; AL-HUNEIDY, L.; NOORDEEN, H. *The implications of vaping on surgical wound healing: A systematic review.* Surgery, [s. l.], v. 173, n. 6, p. 1452–1462, jun. 2023.

BARUFALDI, L. A. *et al. Risco de iniciação ao tabagismo com o uso de cigarros eletrônicos: revisão sistemática e meta-análise.* Ciência & Saúde Coletiva, [s. l.], v. 26, p. 6089–6103, 13 dez. 2021. Disponível em: https://www.scielo.br/j/csc/a/7KBmCMtjrGhs6Fgr5bxksQP/. Acesso em: 26 nov. 2023.

BAUTISTA, M.; MOGUL, A. S.; FOWLER, C. D. *Beyond the label: current evidence and future directions for the interrelationship between electronic cigarettes and mental health*. Frontiers in Psychiatry, [s. l.], v. 14, n. 1134079, 2023.

BERTONI, N.; SZKLO, A. S. Dispositivos eletrônicos para fumar nas capitais brasileiras: prevalência, perfil de uso e implicações para a Política Nacional de Controle do Tabaco. *Cadernos de Saúde Pública*, [s. l.], v. 37, n. 7, p. e00261920, 2021. DOI: 10.1590/0102-311X00261920.

BHUI, K. *et al. Air quality and mental health: evidence, challenges and future directions*. BJPsych Open, [s. l.], v. 9, n. 4, p. e120, 5 jul. 2023. DOI: 10.1192/bjo.2023.507.

BIG VAPE: The Rise and Fall of Juul. Direção: R.J. Cutler, Produção: Amblin Television, This Machine, Time Studios [s. l.] Netflix, 2023. Documentário.

BONNER, E. *et al. The chemistry and toxicology of vaping*. Pharmacology & Therapeutics, [s. l.], v. 225, p. 107837, set. 2021. DOI: 10.1016/j.pharmthera.2021.107837.

BRASIL. Ministério da Saúde. Secretaria de Vigilância em Saúde e Ambiente; Secretaria de Atenção Primária à Saúde; Instituto Nacional de Câncer; ANVISA. *Nota Técnica Conjunta nº 233/2025-SVSA/SAPS/MS-INCA-ANVISA*. [S. l.], 2025. Disponível em: https://www.gov.br/saude/pt-br/centrais- de-conteudo/publicacoes/notas-tecnicas/2025/nota-tecnica- conjunta-no-233-2025-svsa-saps-ms-inca-anvisa.pdf/view#:~:text= MS%2DINCA%2DANVISA-,Nota%20T%C3%A9cnica%20Conjunta%20n%C2%BA%20233%2F2025%2DSVSA%2FSAPS%2F,Declara%C3%A7%C3%A3o%20de%20%C3% 93bito%20(DO). Acesso em: 22 jul. 2025.

CARVALHO, A. de M. *Cigarros Eletrônicos: O que Sabemos? Estudo sobre a Composição do Vapor e Danos à Saúde, o Papel na Redução de Danos e no Tratamento da Dependência de Nicotina*. Revista Brasileira de Cancerologia, [s. l.], v. 64, n. 4, p. 587-589, 31 dez. 2018. Disponível em: https://rbc.inca.gov.br/index.php/revista/article/view/210. Acesso em: 15 jul. 2025.

CHEN, R. *et al. Assessment of indoor air quality at an electronic cigarette (Vaping) convention.* Journal of Exposure Science & Environmental Epidemiology, [s. l.], v. 28, 1 nov. 2018.

CHENG, T. *Chemical evaluation of electronic cigarettes.* Tobacco Control, [s. l.], v. 23, p. ii11-ii17, 2014.

CORRÊA, P. C. R. P. *Não há controvérsia: cigarros eletrônicos não são um tratamento para a cessação do uso de tabaco/nicotina.* Jornal Brasileiro de Pneumologia, [s. l.], v. 48, n. e20220283, 4 nov. 2022. Disponível em: https://www.scielo.br/ j/jbpneu/a/SgrgT5CGkp46yMRqJFrtygn/?lang=pt. Acesso em: 30 nov. 2023.

DEBBANEH, P. *et al. Electronic Cigarettes: A Narrative Review and Cohort Study of Electronic Cigarette Users in the Otolaryngology Clinic.* The Permanente Journal, [s. l.], v. 26, n. 4, p. 85–93, 19 dez. 2022.

DEPARTMENT OF HEALTH AND SOCIAL CARE. *Stopping the start: our new plan to create a smokefree generation* [online]. [S. l.], 2023. Disponível em: https://www.gov.uk/ government/publications/ stopping-the-start-our-new -plan-to-create-a-smokefree-generation. Acesso em: 17 jul. 2025.

DOME, P. *et al. Smoking, nicotine and neuropsychiatric disorders.* Neuroscience & Biobehavioral Reviews, [s. l.], v. 34, n. 3, p. 295–342, 1 fev. 2010. Disponível em: https:// www.sciencedirect.com/science/article/pii/ S0149763409001110. Acesso em: 20 nov. 2023.

E-CIGARETTE USE COSTS U.S. $15B PER YEAR, REPORTS UCSF IN FIRST STUDY OF ITS KIND | UC SAN FRANCISCO. [S. l.: s. n.]. Disponível em: https://www.ucsf.edu/news/2022/05/422891/ e-cigarette-use-costs-us-15b-year-reports-ucsf-first-study-its-kind. Acesso em: 25 nov. 2023.

FAMIGLIETTI, A.; MEMOLI, J. W.; KHAITAN, P. G. *Are electronic cigarettes and vaping effective tools for smoking cessation? Limited evidence on surgical outcomes: a narrative review.* Journal of Thoracic Disease, [s. l.], v. 13, n. 1, p. 384–395, jan. 2021.

FARRELL, K. R. *et al. Passive exposure to e-cigarette emissions is associated with worsened mental health.* BMC Public Health, [s. l.], v. 22, n. 1, p. 1138, 7 jun. 2022.

FINANCIAL TIMES. *The environmental cost of single-use vapes* [online]. [S. l.]. Disponível em: https://www.ft.com/content/6d5ed980-8b91-4372-9e7e-14eda5419325. Acesso em: 30 nov. 2023.

GARCIA, A. N.; SALLOUM, I. M. *Polysomnographic sleep disturbances in nicotine, caffeine, alcohol, cocaine, opioid, and cannabis use: A focused review: Polysomnographic Changes in Substance Use.* American Journal on Addictions, [s. l.], v. 24, n. 7, p. 590–598, out. 2015. Disponível em: https://onlinelibrary.wiley.com/doi/10.1111/ajad.12291. Acesso em: 20 mar. 2022.

GLANTZ, S. A. *The Evidence of Electronic Cigarette Risks Is Catching Up With Public Perception.* JAMA Network Open, [s. l.], v. 2, n. 3, p. e191032, 29 mar. 2019. Disponível em: https://doi.org/10.1001/jamanetworkopen.2019.1032. Acesso em: 20 nov. 2023.

GLANTZ, S. A.; JEFFERS, A.; WINICKOFF, J. P. *Nicotine Addiction and Intensity of e-Cigarette Use by Adolescents in the US, 2014 to 2021.* JAMA Network Open, [s. l.], v. 5, n. 11, p. e2240671, 7 nov. 2022. Disponível em: https://doi.org/10.1001/jamanetworkopen.2022.40671. Acesso em: 20 nov. 2023.

GLANTZ, S. A.; NGUYEN, N.; OLIVEIRA DA SILVA, A. L. *Population-Based Disease Odds for E-Cigarettes and Dual Use versus Cigarettes.* NEJM Evidence, [s. l.], v. 3, n. 3, p. EVIDoa2300229, mar. 2024. DOI: 10.1056/EVIDoa2300229.

GOTTS, J. E. *et al. What are the respiratory effects of e-cigarettes*? BMJ, [s. l.], v. 366, n. l5275, 30 set. 2019.

INCA. *Cigarros eletrônicos: o que sabemos*? Rio de Janeiro: INCA, 2016.

INDUSTRY DOCUMENTS LIBRARY. *Corporate affairs approach and issues.* [S. l.: s. n.]. Disponível em: https://www.industrydocuments.ucsf.edu/docs/#id=ylpp0230. Acesso em: 30 nov. 2023.

JONAS, A. *Impact of vaping on respiratory health.* BMJ, [s. l.], v. 378, n. e065997, 2022. DOI: 10.1136/bmj-2021-065997.

KAR, M. *et al. Effect of Electronic Cigarettes on the Inner Mucosa of the Craniofacial Region.* Journal of Craniofacial Surgery, [s. l.], v. 30, n. 3, p. e235–e238, 2019.

LAU, L. *et al. The prospective association between the use of E-cigarettes and other psychoactive substances in young people: A systematic review and meta-analysis.* Neuroscience & Biobehavioral Reviews, [s. l.], v. 153, p. 105392, out. 2023.

LAVIOLETTE, S. R. *Molecular and neuronal mechanisms underlying the effects of adolescent nicotine exposure on anxiety and mood disorders.* Neuropharmacology, [s. l.], v. 184, p. 108411, 15 fev. 2021.

MARTINS, S. R. *et al. Letter to the Editor.* Lung Cancer, Amsterdã, v. 102, p. 139–140, dez. 2016.

MARQUES, P.; PIQUERAS, L.; SANZ, M. J. *An updated overview of e-cigarette impact on human health.* Respiratory Research, [s. l.], v. 22, n. 1, p. 151, 18 maio 2021.

MCKEE, M.; CAPEWELL, S. *Evidence about electronic cigarettes: a foundation built on rock or sand*? BMJ, [s. l.], v. 351, n. h4863, 15 set. 2015. DOI: 10.1136/bmj.h4863.

MERCADO ILEGAL DE PRODUTOS DE TABACO — INSTITUTO NACIONAL DE CÂNCER - INCA. [S. l.: s. n.]. Disponível em: https://www.gov.br/inca/pt-br/assuntos/ gestor-e-profissional-de-saude/observatorio-da-politica -nacional-de-controle-do-tabaco/politica-nacional/mercado -ilegal-de-produtos-de-tabaco. Acesso em: 30 nov. 2023.

NECZYPOR, E. W. *et al. E-Cigarettes and Cardiopulmonary Health: Review for Clinicians.* Circulation, [s. l.], v. 145, n. 3, p. 219–232, 18 jan. 2022. Disponível em: https://www.ahajournals.org/doi/full/10.1161/CIRCULATIONAHA.121.056777. Acesso em: 27 nov. 2023.

NGUYEN, A. X. *et al. Ocular Symptoms in Adolescents and Young Adults With Electronic Cigarette, Cigarette, and Dual Use.* JAMA Ophthalmology, [s. l.], v. 141, n. 10, p. 937–946, 1 out. 2023. DOI: 10.1001/jamaophthalmol.2023.3852.

NUTT, D. J. *et al. Estimating the harms of nicotine-containing products using the MCDA approach.* European Addiction Research, [s. l.], v. 20, n. 5, p. 218-225, 2014. DOI: 10.1159/000360220.

O'CONNOR, R. *et al. Evolution of tobacco products: recent history and future directions.* Tobacco Control, [s. l.], v. 31, n. 2, p. 175–182, 1 mar. 2022. Disponível em: https://tobaccocontrol.bmj.com/content/31/2/175. Acesso em: 25 nov. 2023.

ORGANIZAÇÃO MUNDIAL DA SAÚDE. *Tobacco industry: decades of deception and duplicity.* [S. l.], 2019. Disponível em: https://applications.emro.who.int/docs/FS-TFI-198-2019-EN.pdf?ua=1. Acesso em: 17 jul. 2025.

RALHO, A. *et al. Effects of Electronic Cigarettes on Oral Cavity: A Systematic Review.* Journal of Evidence-Based Dental Practice, [s. l.], v. 19, n. 4, p. 101318, dez. 2019.

RAU, A. S. *et al. Electronic Cigarettes Are as Toxic to Skin Flap Survival as Tobacco Cigarettes.* Annals of Plastic Surgery, [s. l.], v. 79, n. 1, p. 86, jul. 2017. Disponível em: https://journals.lww.com/annalsplasticsurgery/fulltext/2017/07000/ Electronic_Cigarettes_Are_as_Toxic_to_Skin_Flap.19.aspx. Acesso em: 30 nov. 2023.

REN, M.; LOTFIPOUR, S. *Nicotine Gateway Effects on Adolescent Substance Use.* Western Journal of Emergency Medicine, [s. l.], v. 20, n. 5, p. 696–709, set. 2019. Disponível em: https://www.ncbi.nlm.nih.gov/pmc/articles/ PMC6754186/. Acesso em: 25 nov. 2023.

SAMET, J. M. *Tobacco smoking: the leading cause of preventable disease worldwide.* Thoracic Surgery Clinics, [s. l.], v. 23, n. 2, p. 103-112, mai. 2013. DOI: 10.1016/j.thorsurg.2013.01.009.

SEILER-RAMADAS, R. *et al. Health effects of electronic cigarette (ecigarette) use on organ systems and its implications for public health.* Wiener Klinische Wochenschrift, [s. l.], v. 133, n. 19–20, p. 1020–1027, out. 2021.

STOP; PAHO. *Jogando sujo: por trás das relações públicas "verdes" da indústria de tabaco.* 2022. Disponível em: https://www.paho.org/sites/

default/files/2022-05/Talking_Trash_Brief_PT.pdf. Acesso em: 17 jul. 2025.

TACKETT, A. P. *et al. Prospective study of e-cigarette use and respiratory symptoms in adolescents and young adults*. Thorax, [s. l.], 19 jul. 2023. Disponível em: https:// thorax.bmj.com/content/early/2023/08/17/ thorax-2022-218670. Acesso em: 29 nov. 2023.

THE BUREAU OF INVESTIGATIVE JOURNALISM (en-GB). *Rise of single-use vapes sending tonnes of lithium to landfill.* [S. l.: s. n.]. Disponível em: https://www.thebureauinvestigates.com/stories/2022-07-15/rise-of-single-use-vapes- sending-tonnes-of-lithium-to-landfill. Acesso em: 27 nov. 2023.

TRUTH INITIATIVE. *US retail sales data show 86% of e-cigarette sales are for illegal products*. 2024. Disponível em: https://truthinitiative.org/ research-resources/ tobacco-industry-marketing/us-retail-sales-data-show-86-e-cigarette-sales-are. Acesso em: 17 jul. 2025.

UNIFESP; SENAD. *III Levantamento Nacional de Álcool e Drogas: Caderno Temático Tabagismo e uso de dispositivos eletrônicos para fumar (DEFs)*. São Paulo, 2025.

VIDAÑA-PEREZ, D. *et al. The fallacy of science is science: the impact of conflict of interest in vaping articles*. Revista Panamericana de Salud Pública, [s. l.], v. 46, n. e81, 17 abr. 2023. Disponível em: https://www. scielosp.org/article/rpsp/2022.v46/e81/. Acesso em: 25 nov. 2023.

WALLEY, S. C. *et al. A Public Health Crisis: Electronic Cigarettes, Vape, and JUUL*. Pediatrics, [s. l.], v. 143, n. 6, p. e20182741, jun. 2019. DOI: 10.1542/peds.2018-2741.

WANG, Y. et al. *Healthcare utilisation and expenditures attributable to current e cigarette use among US adults.* Tobacco Control, v. 32, p. 723-728, 2023.

ZHANG, Z. *et al. The Association Between E-Cigarette Use and Prediabetes: Results From the Behavioral Risk Factor Surveillance System, 2016-2018.* American Journal of Preventive Medicine, [s. l.], v. 62, n. 6, p. 872–877, jun. 2022. DOI: 10.1016/j.amepre.2021.12.009.

CAPÍTULO 8

O impacto do burnout nas empresas e na saúde mental

Thiago Henrique Roza

Introdução

A síndrome de burnout é, em geral, uma resposta individual ao estresse crônico no ambiente de trabalho que se desenvolve de forma progressiva até se tornar um quadro persistente, com impactos significativos e consequências tanto na saúde física quanto mental. Do ponto de vista psicológico, essa síndrome compromete funções cognitivas, emocionais e comportamentais, que se traduzem em atitudes negativas em relação ao trabalho, aos colegas, aos clientes e até ao próprio papel profissional.

É importante ressaltar que o burnout não é um problema individual, mas o reflexo de características da atividade laboral e da interação dessas com o indivíduo (Edú-Valsania; Laguía; Moriano, 2022; Institute for Quality and Efficiency in Health Care, 2024). Considerado um dos principais riscos ocupacionais psicossociais da atualidade, o burnout gera custos significativos para indivíduos e organizações. Embora inicialmente associado a profissionais que trabalham na área do cuidado de pessoas, pesquisas demonstram que essa síndrome pode afetar todos os tipos de profissões e grupos ocupacionais (Edú-Valsania; Laguía; Moriano, 2022).

As estimativas de prevalência de burnout variam consideravelmente de acordo com a definição usada para a síndrome e a população estudada.[1] Por exemplo, uma revisão sistemática que investigou burnout entre médicos (182 estudos, correspondendo a 109.628 participantes), encontrou variações entre 0% e 80.5% nos estudos incluídos, dependendo da definição da condição e da população investigada (Rotenstein, 2018).

Outra revisão sistemática, acompanhada de metanálise, investigou a prevalência global de burnout em enfermeiros, incluindo 113 estudos na revisão sistemática e 61 estudos na metanálise, correspondendo a um total de 45.539 profissionais. Os resultados indicaram uma prevalência global de sintomas de burnout de 11,23%, com taxas mais elevadas na África Subsaariana e menores na Europa e na Ásia Central (WOO, 2020).

Do ponto de vista neurobiológico, o burnout está associado à ativação sustentada do sistema nervoso autônomo e a disfunções no eixo hipotálamo-hipófise-adrenal, levando a alterações nos níveis de cortisol. Além disso, alguns estudos apontam disfunções em outros sistemas endócrinos e no sistema imunológico de indivíduos afetados pela síndrome. Nesse sentido, as potenciais consequências do burnout incluem aumento da carga alostática, toxicidade e degeneração de células neuronais, alterações estruturais e funcionais do cérebro e inflamação sistêmica – processos que podem levar à imunossupressão, síndrome metabólica, doença cardiovascular e até à morte prematura (Bayes; Tavella; Parker, 2021).

No ambiente de trabalho, o burnout provoca prejuízos consideráveis. A baixa motivação e a performance profissional reduzida dos indivíduos afetados podem impactar negativamente outros colegas, gerando um efeito cascata que compromete a qualidade geral do trabalho na organização. Além disso, trabalhadores com burnout apresentam maior propensão a se envolver em conflitos e a interromper o fluxo de atividades, o que também compromete a produtividade. Por fim, o absenteísmo e o desempenho insatisfatório do profissional também causam prejuízos econômicos significativos para as empresas (Edú-Valsania; Laguía; Moriano, 2022; Gabriel; Aguinis, 2022).

Dimensões e diagnóstico

O burnout é uma síndrome caracterizada por três dimensões distintas: exaustão emocional, cinismo (ou despersonalização) e redução na performance profissional. A exaustão emocional reflete o desgaste resultante das demandas psicológicas do ambiente de trabalho. É marcada por sentimentos persistentes de fadiga, cansaço excessivo, enfraquecimento e falta de energia. Indivíduos afetados por essa dimensão enfrentam dificuldades em se adaptar ao ambiente de trabalho, pois apresentam baixos níveis de energia para lidar com tarefas e exigências profissionais (Edú-Valsania; Laguía; Moriano, 2022; Lee; Cha, 2023).

A dimensão do cinismo ou despersonalização está relacionada ao aspecto interpessoal do burnout. Manifesta-se como distanciamento, indiferença e falta de envolvimento com o trabalho ou com clientes e pacientes. Essa dimensão pode se traduzir em comportamentos inadequados, como irritabilidade, fuga de tarefas e posturas não profissionais (Edú-Valsania; Laguía; Moriano, 2022).

A terceira dimensão, redução na performance (ou realização) profissional, envolve uma autoavaliação negativa das próprias competências e do desempenho no trabalho. Indivíduos afetados por essa dimensão tendem a duvidar da sua capacidade de executar tarefas, avaliando seus esforços de maneira desfavorável. Esta dimensão também está associada à redução na produtividade, dificuldades com estratégias de enfrentamento e baixa autoestima profissional (Edú-Valsania; Laguía; Moriano, 2022).

De acordo com a 11ª revisão da Classificação Internacional de Doenças (CID-11), da Organização Mundial de Saúde (OMS), burnout é um fenômeno ocupacional definido por critérios específicos, conforme descrito no Quadro 1 (World Health Organization, 2024).

Quadro 1 – Critérios diagnósticos de burnout na CID-11

O burnout é uma síndrome caracterizada como resultante do estresse crônico, não manejado com sucesso, no ambiente de trabalho. O burnout é definido por três dimensões específicas: 1) Sentimentos de esgotamento ou depleção de energia; 2) Aumento do distanciamento mental do trabalho, ou sentimentos de negativismo ou cinismo em relação ao trabalho; 3) Sensação de ineficácia e falta de realização. É importante ressaltar que o burnout se refere especificamente a fenômenos no contexto ocupacional, não devendo ser aplicado para descrever experiências em outras áreas ou contextos de vida.

Fonte: World Health Organization, 2024.

Fatores associados

Diversos fatores de risco estão associados ao desenvolvimento do burnout e de suas dimensões em indivíduos vulneráveis. Entre os fatores organizacionais, destacam-se: sobrecarga de trabalho (tanto qualitativa quanto quantitativa), exigência emocional elevada, falta de autonomia e influência no ambiente de trabalho, ambiguidade de funções, conflito de papeis no local de trabalho, supervisão inadequada, percepção de injustiça, ausência de suporte social e desbalanço na jornada de trabalho (Edú-Valsania; Laguía; Moriano, 2022).

Já entre os fatores de risco individuais, incluem-se: estratégias inadequadas de *coping*, traços de personalidade como neuroticismo, agressividade, impulsividade, impaciência, competitividade, alexitimia (dificuldade em reconhecer e expressar emoções); expectativas inadequadas em relação ao ambiente profissional (desequilíbrio entre realidade e expectativas); comorbidades psiquiátricas e certas condições clínicas; estado civil solteiro e excesso de envolvimento com a atividade e o ambiente de trabalho (Edú-Valsania; Laguía; Moriano, 2022).

Intervenções terapêuticas

O manejo clínico e o tratamento de indivíduos afetados pelo burnout envolvem múltiplas abordagens, que podem ser classificadas como intervenções focadas no indivíduo ou no ambiente de trabalho/organização. Além disso, algumas estratégias podem ser implementadas pelo próprio paciente, enquanto outras devem partir da empresa.

As intervenções implementadas pela organização podem ser divididas em estratégias voltadas para a estrutura do trabalho, como:

- Aprimoramento do ambiente e das rotinas laborais;
- Implementação de políticas de equilíbrio entre vida pessoal e profissional;
- Flexibilização nos horários e rotinas;
- Desenvolvimento de estilos de liderança mais humanizados;
- Uso de recompensas não financeiras;
- Programas de integração, boas-vindas e treinamento de novos funcionários;
- Monitoramento contínuo dos níveis de burnout;
- Fortalecimento de programas de saúde mental ocupacional.

Quanto às intervenções implementadas pelas instituições e direcionadas aos funcionários, se destacam (Edú-Valsania; Laguía; Moriano, 2022):

- Campanhas de psicoeducação e treinamento;
- Estratégias para fortalecer mecanismos individuais de enfrentamento;

- Aconselhamento e mentoria individual;
- Criação de grupos de suporte e ajuda mútua.

Dentro das intervenções de treinamento para funcionários, podem ser ensinadas estratégias como (Edú-Valsania; Laguía; Moriano, 2022):

- Manejo de tempo e de conflitos;
- Autorregulação e regulação emocional;
- Desenvolvimento de habilidades psicológicas individuais, como resiliência, autoeficácia, otimismo, esperança e resolução de problemas;
- Aprimoramento de estratégias de trabalho em grupo;
- Desenvolvimento de habilidades específicas de acordo com a função desempenhada.

Entre as intervenções que podem ser implementadas pelo próprio trabalhador afetado por burnout, destacam-se (Edú-Valsania; Laguía; Moriano, 2022; Cohen, 2024; Ahola; Toppinen-Tanner; Seppänen, 2017, p. 1-11):

- Prática regular de atividade física;
- Meditação e intervenções baseadas em mindfulness;
- Psicoterapia;
- Ajustes na gestão do tempo e na organização das tarefas no ambiente de trabalho.

Em muitos casos, além do diagnóstico de burnout, o paciente irá também preencher critérios para outros transtornos psiquiátricos, como depressão maior, transtorno de ansiedade generalizada e, em quadros mais graves, até mesmo risco de suicídio. Além disso, há uma frequente comorbidade com transtornos por uso de substâncias, como álcool, cannabis e cocaína.[13] Nesses casos, o tratamento deve incluir o manejo adequado da condição psiquiátrica associada com estratégias como (Koutsimani; Montgomery; Georganta, 2019; Stageberg; Stark; Moore, 2020, p. 39-67):

- Uso de psicofármacos;
- Intervenções psicoterápicas específicas para a condição comórbida;
- Acompanhamento psiquiátrico regular.

Além das estratégias citadas, outras intervenções também podem contribuir para a recuperação do burnout, entre elas (Nápoles, 2022, p. 19-26):

- Maior engajamento no próprio trabalho;
- Investimento em relacionamentos interpessoais;
- Busca por prazer e satisfação em atividades além do ambiente profissional;
- Estabelecimento de uma separação saudável entre trabalho e vida pessoal, tanto em termos de tempo e atividades quanto na mentalidade.

Por fim, é essencial reconhecer a conexão entre gestão de tempo e o uso de tecnologias digitais. O uso excessivo de ferramentas, como Internet, smartphones e redes sociais pode comprometer a produtividade, aumentar a procrastinação e reduzir a capacidade de lidar com tarefas exigentes (Rumpf; Effertz; Montag, 2022). Assim, é fundamental promover o uso higiênico das tecnologias digitais, tanto para indivíduos afetados pelo burnout quanto para aqueles em risco de desenvolvê-lo (Newport, 2024).

Considerações finais

O burnout é um fenômeno ocupacional complexo, resultante do estresse crônico não manejado no ambiente de trabalho, e está associado a impactos significativos na saúde física e mental, além de gerar prejuízos organizacionais e econômicos. A síndrome, em termos gerais, é caracterizada por três dimensões principais: exaustão emocional, cinismo (ou despersonalização) e redução na performance profissional.

Para o tratamento e manejo da síndrome, há uma variedade de intervenções, que podem ser implementadas tanto no âmbito organizacional, com ajustes na estrutura e dinâmica do trabalho, quanto no nível individual, com estratégias voltadas diretamente ao trabalhador afetado. A combinação dessas abordagens é essencial para a prevenção e o enfrentamento eficaz do problema.

Referências

AHOLA, K.; TOPPINEN-TANNER, S.; SEPPÄNEN, J. Interventions to alleviate burnout symptoms and to support return to work among employees with burnout: Systematic review and meta-analysis. *Burnout Research*, v. 4, p. 1-11, 2017.

BAYES, A.; TAVELLA, G.; PARKER, G. The biology of burnout: Causes and consequences. *World Journal of Biological Psychiatry*, v. 22, n. 9, p. 686-698, 2021.

COHEN, C. *et al.* Workplace interventions to improve well-being and reduce burnout for nurses, physicians and allied healthcare professionals: a systematic review. *BMJ Open*, v. 13, n. 6, e071203, 2023.

EDÚ-VALSANIA, S.; LAGUÍA, A.; MORIANO, J. A. Burnout: A review of theory and measurement. *International Journal of Environmental Research and Public Health*, v. 19, n. 3, p. 1780, 2022.

GABRIEL, K. P.; AGUINIS, H. How to prevent and combat employee burnout and create healthier workplaces during crises and beyond. *Business Horizons*, v. 65, n. 2, p. 183-192, 2022.

INSTITUTE FOR QUALITY AND EFFICIENCY IN HEALTH CARE (IQWiG). *Depression: Learn More – What is burnout?* 2024.

KOUTSIMANI, P.; MONTGOMERY, A.; GEORGANTA, K. The relationship between burnout, depression, and anxiety: A systematic review and meta-analysis. *Frontiers in Psychology*, v. 10, p. 284, 2019.

LEE, M.; CHA, C. Interventions to reduce burnout among clinical nurses: systematic review and meta-analysis. *Scientific Reports*, v. 13, n. 1, p. 10971, 2023.

NÁPOLES, J. Burnout: A review of the literature. *Update University of South Carolina Department of Music*, v. 40, n. 2, p. 19-26, 2022.

NEWPORT, C. *Slow productivity: The lost art of accomplishment without burnout*. New York, NY: Portfolio, 2024.

PARKER, G.; TAVELLA, G. Burnout: a case for its formal inclusion in classification systems. *World Psychiatry*, v. 21, n. 3, p. 467-468, 2022.

ROTENSTEIN, L. S. *et al*. Prevalence of burnout among physicians: A systematic review. *JAMA*, v. 320, n. 11, p. 1131-1150, 2018.

RUMPF, H. J.; EFFERTZ, T.; MONTAG, C. The cost burden of problematic internet usage. *Current Opinion in Behavioral Sciences*, v. 44, n. 101107, p. 101107, 2022.

STAGEBERG, E. L.; STARK, A. L.; MOORE, K. M. Rates of burnout, depression, suicide, and substance use disorders. *In*: STAGEBERG, E. L. (org.). *Burnout in Women Physicians*. Cham: Springer International Publishing, 2020. p. 39-67.

WOO, T. *et al*. Global prevalence of burnout symptoms among nurses: A systematic review and meta-analysis. *Journal of Psychiatric Research*, v. 123, p. 9-20, 2020.

WORLD HEALTH ORGANIZATION (WHO). *ICD-11 for Mortality and Morbidity Statistics*. Disponível em: https://icd.who.int/browse/2024-01/mms/ en#129180281. Acesso em: 13 nov. 2024.

CAPÍTULO 9

Psicologia e psiquiatria positiva no ambiente corporativo

Nino Cesar Marchi
Fabiano Ciochetta
Felix Kessler

> "Os melhores momentos da nossa vida não são os passivos, receptivos, relaxantes... os melhores momentos normalmente acontecem quando o corpo ou a mente de alguém chega ao limite em um esforço voluntário para realizar algo difícil e prazeroso."
>
> Mihaly Csikszentmihalyi

Introdução

A psicologia positiva (PP), um campo emergente do século XXI, concentra-se em promover aspectos positivos da experiência humana, como felicidade, bem-estar, gratidão e resiliência. O estudo da PP no ambiente corporativo tem despertado crescente interesse e pesquisa, com evidências sugerindo que intervenções baseadas nessa abordagem podem gerar impactos benéficos em diversos aspectos do funcionamento das empresas (Watkins, 2010).

Dentro desse campo, a psicologia organizacional positiva (POP) destaca os fatores para um desempenho satisfatório no ambiente de trabalho, tais como: bem-estar, liderança positiva, engajamento e capital psicológico. Dessa forma, a pesquisa sobre o bem-estar humano tornou-se uma das principais preocupações das ciências comportamentais (Watkins, 2010; Martín-Del-Río; Neipp; García-Selva; Solanes-Puchol, 2021).

Um dos modelos mais influentes na psicologia positiva foi proposto por Martin Seligman, que apresentou a estrutura PERMA (em inglês: *Positive Emotion, Engagement, Relationships, Meaning, Accomplishment*). Esse modelo abrange diversos aspectos que contribuem para o bem-estar dos indivíduos, incluindo seu impacto no ambiente corporativo (Rashid e Seligman, 2019). O Quadro 1, a seguir, detalha os principais componentes do PERMA e suas possíveis repercussões no contexto empresarial.

Quadro 1 – Descrevendo os componentes do conceito PERMA e exercícios práticos, segundo Martin Seligman

Componentes do Bem-Estar	Descrição	Exercícios práticos
Emoção Positiva (*Positive Emotion*)	A emoção positiva é considerada uma parte fundamental do bem-estar psicológico. Estudos têm mostrado que experimentar emoções positivas, como alegria, gratidão e esperança, está associado a uma melhor saúde mental e física.	Mantenha um diário de gratidão: todos os dias, anote três coisas pelas quais você é grato. Isso pode ajudar a cultivar uma perspectiva mais positiva sobre a vida. Pratique a meditação da bondade amorosa: isso pode ajudar a cultivar sentimentos de compaixão e amor, tanto por si mesmo quanto pelos outros.
Engajamento (*Engagement*)	O engajamento refere-se à experiência de estar totalmente imerso em uma atividade, perdendo a noção do tempo e do eu. Este estado de fluxo é frequentemente associado a sentimentos de realização e satisfação.	Encontre uma atividade que você ama e dedique tempo a ela regularmente. Pode ser qualquer coisa que faça você perder a noção do tempo, como pintura, leitura, jardinagem etc. Pratique a atenção plena: esteja presente no momento, prestando atenção ao que está fazendo, em vez de se distrair com pensamentos ou preocupações.

Relacionamentos (*Relationships*)	Os relacionamentos interpessoais desempenham um papel crucial no bem-estar humano. Ter conexões significativas com outras pessoas está associado a níveis mais altos de felicidade e satisfação com a vida.	Faça um esforço para se conectar com alguém novo todos os dias. Pode ser um colega de trabalho, um vizinho ou até mesmo um estranho na rua. Expresse gratidão às pessoas em sua vida. Isso pode ser através de um agradecimento verbal, uma nota escrita, ou simplesmente passar tempo de qualidade com eles.
Significado (*Meaning*)	Sentir-se parte de algo maior do que o próprio eu e encontrar significado nas experiências cotidianas são aspectos essenciais do bem-estar humano.	Passe algum tempo refletindo sobre o que é importante para você na vida. Quais são seus valores fundamentais? O que lhe dá propósito? Envolva-se em atividades que estejam alinhadas com seus valores e propósito. Isso pode ser voluntariado em uma organização que você se importa, ou trabalhar em um projeto que você acredita.
Realização (*Accomplishment*)	A realização pessoal, seja no trabalho, na educação ou em outras áreas da vida, é uma fonte importante de bem-estar.	Estabeleça metas claras e alcançáveis para si mesmo e faça um plano para alcançá-las. Celebre suas conquistas, não importa quão pequenas sejam. Isso pode ser tão simples quanto fazer uma pausa para reconhecer o seu trabalho duro quando você alcança uma meta.

Fonte: Rashid e Seligman (2019).

As intervenções de psicologia positiva (PPIs, na sigla em inglês) no ambiente de trabalho têm um impacto positivo de baixo a moderado na melhoria dos resultados organizacionais e na redução de fatores adversos. Embora os efeitos possam não ser de grande magnitude, eles são significativos e podem ser potencializados por intervenções estruturais e políticas organizacionais comprometidas com o bem-estar dos trabalhadores (Van Woerkom, 2021a).

Além disso, o conceito de capital psicológico positivo (PsyCap, na sigla em inglês) – que engloba esperança, eficácia, resiliência e otimismo – está associado a melhorias no desempenho profissional, proatividade e adaptabilidade em diversos contextos culturais (Donaldson; Chan; Villalobos; Chen, 2020). Isso indica que o desenvolvimento de PsyCap pode representar uma abordagem robusta para fomentar um ambiente de trabalho mais saudável e produtivo (Donaldson; Chan; Villalobos; Chen, 2020).

Estudos também destacam a importância do suporte organizacional percebido e do capital psicológico na promoção do florescimento dos funcionários. Um ambiente de trabalho que apoia e nutre os recursos psicológicos positivos dos funcionários pode contribuir para um funcionamento psicossocial positivo a longo prazo (Ho e Chan, 2022).

Além das intervenções clássicas da PP, os conceitos de Growth Mindset e Grit têm se mostrado fundamentais no ambiente corporativo. O Growth Mindset, ou mentalidade de crescimento, refere-se à crença de que habilidades e competências podem ser desenvolvidas por meio do esforço, prática e aprendizado contínuo (Schleider; Weisz, 2018). Já o Grit, definido como a perseverança e paixão por objetivos de longo prazo, está relacionado à resiliência, autocontrole e motivação persistente, mesmo diante de adversidades (Duckworth; Peterson; Matthews; Kelly, 2007).

Uma revisão sistemática indicou que intervenções baseadas em Growth Mindset e Grit podem promover maior resiliência, bem-estar e desempenho (Schneider; Marchi; Ruwel; Zortéa; Kessler, 2022), oferecendo ferramentas valiosas para o crescimento pessoal e profissional, que podem ser aplicadas ao contexto corporativo.

Finalmente, a liderança transformacional e as emoções positivas de alta intensidade têm sido reconhecidas como agentes relevantes para a conexão entre liderança e comportamento proativo dos funcionários. Esses elementos ressaltam a complexidade dos processos emocionais no ambiente de trabalho, reforçando a necessidade de mais estudos longitudinais para um entendimento mais aprofundado desses fenômenos (Mindeguia; Aritzeta; Garmendia; Aranberri, 2021).

Em resumo, este capítulo pretende examinar como a psicologia positiva no ambiente corporativo pode oferecer um conjunto de intervenções capazes de melhorar o bem-estar dos funcionários e o desempenho organizacional. No entanto, a eficácia dessas intervenções possa variar de acordo com o contexto e a forma da implementação.

Os conceitos de Growth Mindset e Grit no ambiente corporativo

Growth Mindset é um conceito reconhecido como catalisador para o desenvolvimento pessoal e profissional. Estudos recentes destacam sua aplicabilidade no ambiente corporativo, demonstrando que uma mentalidade de crescimento está associada a uma maior disposição para o coaching, engajamento no trabalho e melhor capacidade para resolução de conflitos (Wingen; Graczyk; Wingen; Dohle, 2024).

Além disso, intervenções que fomentam o que se chama de "dual-growth mindset" - a crença na flexibilidade tanto do próprio indivíduo quanto do design do trabalho - mostram impactos duradouros na felicidade no trabalho e na capacidade dos funcionários de adaptar suas funções (Berg; Wrzesniewski; Grant; Kurkoski; Welle, 2023). Esses achados reforçam a importância de implementar estratégias organizacionais que promovam mentalidades de crescimento como um pilar da cultura corporativa e do bem-estar coletivo.

Integrando aspectos da PP, personalidade e motivação, o conceito de Grit representa uma força motriz para alcançar metas de longo prazo, combinando paixão e perseverança (Duckworth; Peterson; Matthews; Kelly, 2007). Essa característica não apenas fomenta a retenção de funcionários e o desempenho no trabalho, mas também pode ser desenvolvida por meio de intervenções baseadas em liderança, cultura organizacional e design de cargos (Agrawal; Chukkali; Singh, 2022).

Embora sua capacidade preditiva isolada apresente algumas limitações, o Grit tem sido associado a comportamentos organizacionais positivos, como cidadania organizacional e redução de comportamentos contraproducentes (Watkins, 2010). Ademais, abordagens baseadas em psicologia positiva e capital transpessoal – que envolvem metacognição, otimismo, flow e empatia – sugerem que o Grit, quando integrado a outros recursos psicológicos, pode melhorar não apenas a satisfação, mas também a eficiência dos funcionários no trabalho (Agrawal; Chukkali; Singh, 2022).

A importância da prática profissional baseada em psicologia positiva: uma proposta de intervenção no ambiente corporativo

A aplicação da PP no ambiente de trabalho tem sido associada a melhorias na produtividade e no bem-estar dos funcionários. A literatura sugere que intervenções de PP podem gerar impactos positivos, ainda que de pequeno a moderado, tanto no aumento da produtividade e do bem-estar quanto na redução de fatores adversos no ambiente organizacional (Van Woerkom, 2021b).

O conceito de "trabalhador feliz e produtivo" (Happy-Productive Worker Thesis, na sigla em inglês) propõe que o bem-estar coletivo dentro das equipes está positivamente relacionado ao desempenho organizacional. Evidências sugerem que o bem-estar no trabalho pode incentivar comportamentos organizacionais positivos, como criatividade e cidadania organizacional, que por sua vez melhoram o desempenho da equipe e da empresa (García-Buades; Peiró; Montañez-Juan; Kozusznik; Ortiz-Bonnín, 2019).

Além disso, o capital psicológico – que engloba esperança, eficácia, resiliência e otimismo – tem sido identificado como um mediador importante na relação entre suporte organizacional percebido e o florescimento dos funcionários. Isso sugere que um ambiente de trabalho que apoia e desenvolve recursos psicológicos positivos pode contribuir para o funcionamento psicossocial positivo a longo prazo (Ho; Chan, 2022).

Uma abordagem ampliada para o bem-estar corporativo é representada pelo modelo PERMA+4, que expande o framework original de bem-estar ao incluir saúde física, mentalidade, ambiente de trabalho físico e segurança econômica. Esse modelo enfatiza a importância dos fatores contextuais na promoção do bem-estar e do desempenho no trabalho, oferecendo uma visão holística da relação entre o ambiente organizacional e a saúde dos funcionários (Donaldson et al., 2021).

Em suma, a aplicação da psicologia positiva no ambiente corporativo pode melhorar tanto a produtividade quanto o bem-estar dos trabalhadores. No entanto, a eficácia dessas intervenções depende de fatores contextuais e da implementação de estratégias estruturais e de longo prazo.

A eficácia de intervenções baseadas em valores espirituais, felicidade, otimismo, gratidão e esperança é evidenciada na literatura. Essas abordagens terapêuticas podem ser aplicadas a funcionários e cargos de liderança no dia a dia da vida corporativa, como maneira de melhorar os marcadores de saúde mental, tais como: bem-estar, felicidade e resiliência (Van Woerkom, 2021a; 2021b). A seguir, no Quadro 2, algumas sugestões práticas e acessíveis para profissionais da saúde e o ambiente corporativo.

Quadro 2 – Intervenções em PP na prática clínica e no ambiente corporativo

Intervenção	Descrição	Exercícios práticos
Espiritualidade	Estudo das potencialidades e virtudes humanas, envolvendo o funcionamento saudável das pessoas	**Uma boa introdução**
Felicidade	Fomentar sentimentos, pensamentos e comportamentos positivos	**Diário de bênçãos ou gratidão**
Otimismo	Aumentar as emoções positivas e o bem-estar dos participantes	**Carta de perdão**
Esperança	Melhorar a qualidade de vida dos sujeitos com níveis de esperança mais elevados	**Carta de gratidão**

Fonte: Elaborado pelos autores.

Exercícios práticos

1. **Uma boa introdução**: Escreva, em cerca de uma página apenas, uma história concreta (e real) que revele você na sua melhor versão. Um episódio de sua vida capaz de mostrar como você usou suas forças e habilidades da melhor maneira possível.
2. **Diário de bênçãos ou gratidão**: Toda noite, antes de dormir, escreva três coisas boas, pequenas ou grandes, que aconteceram no seu dia.
3. **Carta de perdão**: Escreva uma carta para alguém que lhe magoou ou lhe fez sofrer. Se for possível, comprometa-se a tentar verdadeiramente perdoar essa pessoa.
4. **Carta de gratidão**: Escreva uma carta expressando sua sincera gratidão a alguém a quem você nunca teve a oportunidade de agradecer de forma adequada.

Considerações finais

Em síntese, a aplicação da psicologia positiva no ambiente de trabalho pode melhorar tanto a produtividade quanto o bem-estar dos funcionários, embora a eficácia dessas intervenções dependa de fatores contextuais e da implementação de estratégias estruturais e de longo prazo.

É crucial que o profissional vivencie, em sua própria experiência, os princípios essenciais da PP, conforme descritos no modelo PERMA. Ao experimentar os benefícios dessa abordagem em sua própria vida, ele se torna um agente da transformação, uma espécie de vetor positivo, disseminando uma visão mais equilibrada e positiva no seu local de trabalho, no ambiente familiar e na comunidade.

Além disso, ao incorporar a ciência do bem-estar cotidiano, esse profissional fortalece sua autoconfiança e aprimora sua capacidade de auxiliar outros indivíduos - sejam colegas, pacientes ou colaboradores – na busca por uma vida mais significativa, satisfatória e com menos sofrimento, promovendo impactos positivos tanto no nível individual quanto no coletivo.

Referências

AGRAWAL, D.; CHUKKALI, S.; SINGH, S. Antecedents and Consequences of Grit Among Working Adults: A Transpersonal Psychology Perspective. *Frontiers in Psychology*, v. 13, 2022. Disponível em: https://doi.org/10.3389/fpsyg.2022.896231. Acesso em: 18 dez. 2024.

BERG, J. M.; WRZESNIEWSKI, A.; GRANT, A. M.; KURKOSKI, J.; WELLE, B. Getting unstuck: The effects of growth mindsets about the self and job on happiness at work. *Journal of Applied Psychology*, v. 108, n. 1, p. 152–166, 2023.

DONALDSON *et al.* A Framework for Work-Related Wellbeing, Performance and Positive Organizational Psychology 2.0. *Frontiers in Psychology*, v. 12, p. 817244, 2021. Disponível em: https://doi.org/10.3389/fpsyg.2021.817244. Acesso em: 18 dez. 2024.

DONALDSON, S. I.; CHAN, L. B.; VILLALOBOS, J.; CHEN, C. L. The Generalizability of HERO Across 15 Nations: Positive Psychological Capital (PsyCap) Beyond the US and Other WEIRD Countries. *International Journal of Environmental Research and Public Health*, v. 17, n. 24, p. E9432, 2020. Disponível em: https://doi.org/10.3390/ijerph17249432. Acesso em: 18 dez. 2024.

DUCKWORTH, A. L.; PETERSON, C.; MATTHEWS, M. D.; KELLY, D. R. Grit: Perseverance and passion for long-term goals. *Journal of Personality and Social Psychology*, v. 92, n. 6, p. 1087–1101, 2007. Disponível em: https://doi.apa.org/doi/10.1037/0022-3514.92.6.1087. Acesso em: 18 dez. 2024.

DUCKWORTH, A. L.; PETERSON, C.; MATTHEWS, M. D.; KELLY, D. R. Grit: Perseverance and passion for long-term goals. *Journal of Personality and Social Psychology*, v. 92, n. 6, p. 1087–1101, 2007. Disponível em: https:// doi.apa.org/doi/10.1037/0022-3514.92.6.1087. Acesso em: 18 dez. 2024.

GARCÍA-BUADES, M. E.; PEIRÓ, J. M.; MONTAÑEZ-JUAN, M. I.; KOZUSZNIK, M. W.; ORTIZ-BONNÍN, S. Happy-Productive Teams and Work Units: A Systematic Review of the 'Happy-Productive Worker

Thesis'. *International Journal of Environmental Research and Public Health*, v. 17, n. 1, p. E69, 2019. Disponível em: https://doi.org/10.3390/ijerph17010069. Acesso em: 18 dez. 2024.

HO, H. C. Y.; CHAN, Y. C. Flourishing in the Workplace: A One-Year Prospective Study on the Effects of Perceived Organizational Support and Psychological Capital. *International Journal of Environmental Research and Public Health*, v. 19, n. 2, p. 922, 2022. Disponível em: https://doi.org/10.3390/ijerph19020922. Acesso em: 18 dez. 2024.

ION, A.; MINDU, A.; GORBĂNESCU, A. Grit in the workplace: Hype or ripe? *Personality and Individual Differences*, v. 111, p. 163–168, 2017. Disponível em: https:/ /www.sciencedirect.com/science/article/pii/S0191886917300818. Acesso em: 18 dez. 2024.

MARTÍN-DEL-RÍO, B.; NEIPP, M. C.; GARCÍA-SELVA, A.; SOLANES-PUCHOL, A. Positive Organizational Psychology: A Bibliometric Review and Science Mapping Analysis. *International Journal of Environmental Research and Public Health*, v. 18, n. 10, p. 5222, 2021. Disponível em: https://doi.org/10.3390/ijerph18105222. Acesso em: 18 dez. 2024.

MINDEGUIA, R.; ARITZETA, A.; GARMENDIA, A.; ARANBERRI, A. The Positive Loop at Work: A Longitudinal Long-Term Study of Transformational Leadership, Group Passion, and Employee Results. *Frontiers in Psychology*, v. 12, p. 726744, 2021. Disponível em: https://doi.org/10.3389/fpsyg.2021.726744. Acesso em: 18 dez. 2024.

RASHID, T.; SELIGMAN, M. *Psicoterapia Positiva: Manual do Terapeuta*. Porto Alegre: Artmed, 2019.

SCHLEIDER, J.; WEISZ, J. A single-session growth mindset intervention for adolescent anxiety and depression: 9-month outcomes of a randomized trial. *Child Psychology and Psychiatry*, v. 59, n. 2, p. 160–170, 2018. Disponível em: https:// acamh.onlinelibrary.wiley.com/doi/10.1111/jcpp.12811. Acesso em: 18 dez. 2024.

SCHNEIDER, I. M.; MARCHI, N.; RUWEL, A. G.; ZORTÉA, L. H.; KESSLER, F. H. P. Growth mindset e grit, desempenho e bem-estar. *Jornal da Universidade*, 29 set. 2022. Disponível em: https://www.ufrgs.br/jornal/

growth-mindset-e-grit-desempenho-e-bem-estar/. Acesso em: fev. 2025.

VAN WOERKOM, M. Building Positive Organizations: A Typology of Positive Psychology Interventions. *Frontiers in Psychology*, v. 12, p. 769782, 2021a. Disponível em: https://doi.org/10.3389/fpsyg.2021.769782. Acesso em: 18 dez. 2024.

VAN WOERKOM, M. Building Positive Organizations: A Typology of Positive Psychology Interventions. *Frontiers in Psychology*, v. 12, p. 769782, 2021b. Disponível em: https://doi.org/10.3389/fpsyg.2021.769782. Acesso em: 18 dez. 2024.

WATKINS, C. E. The hope, promise, and possibility of psychotherapy. *Journal of Contemporary Psychotherapy: On the Cutting Edge of Modern Developments in Psychotherapy*, v. 40, n. 4, p. 195-201, 2010. Disponível em: https:// doi.org/10.1007/s10879-010-9149-x. Acesso em: 18 dez. 2024.

WINGEN, S.; GRACZYK, T.; WINGEN, T.; DOHLE, S. Mindsets at Work: Understanding the Positive Impact of Growth Mindsets on Workplace Coaching. *Basic and Applied Social Psychology*, v. 46, n. 5, p. 381–397, 2024. Disponível em: https://www.tandfonline.com/doi/full/10.1080/01973533.2024.2382718. Acesso em: 18 dez. 2024.

CAPÍTULO 10

Prevenção em saúde mental de bombeiros militares do Rio de Janeiro: implementação de uma prática multidisciplinar

Aline Possa Silva Anjos

Introdução

A saúde mental dos bombeiros militares é um tema de grande relevância, considerando os desafios inerentes à profissão. Esses profissionais atuam na linha de frente em situações de emergência, enfrentando riscos extremos e cenários de alta tensão emocional. No entanto, apesar do reconhecimento social, pouco se discute sobre os impactos psicossociais vivenciados por esses trabalhadores ao longo de suas carreiras.

O trabalho em questão aborda a atuação profissional dos bombeiros militares do estado do Rio de Janeiro, com ênfase na intervenção profissional multidisciplinar em saúde mental dentro dessa instituição pública. O Corpo de Bombeiros Militar do Estado do Rio de Janeiro (CBMERJ) – uma das corporações mais respeitadas pela população brasileira, conforme demonstram pesquisas de opinião, como as realizadas pelo IBOPE e mencionadas no Anuário da Corporação[1] – desempenha

1 Os Anuários, publicados desde 2016, têm como objetivo fortalecer a cultura institucional e os valores da corporação, além de dar visibilidade aos serviços prestados. As publicações abrangem dados sobre a operacionalidade do Corpo de Bombeiros, o perfil do público atendido, a divulgação dos números de ocorrências em diferentes tipos de

um papel essencial na segurança pública e no atendimento a desastres.

O Corpo de Bombeiros Militar do Estado Rio de Janeiro

Fundada ainda no período imperial, o CBMERJ é uma instituição centenária e, apesar de ser considerado força reserva do Exército Brasileiro, está subordinado à gestão estatual do governo do Rio de Janeiro. Como organização militar, tem estatuto próprio e segue os princípios fundamentais de hierarquia e disciplina.

Além de analisar a estrutura organizacional da Corporação, é essencial compreender o *status quo assumido pelos bombeiros militares. Esses profissionais são frequentemente reconhecidos como "heróis" e "heroínas", desfrutando de alta legitimidade institucional e social. A missão de salvaguardar* vidas e patrimônios, muitas vezes colocando a própria vida em risco, é um valor profundamente arraigado na identidade desses profissionais. Desde o ingresso na Corporação, passando pelo período de formação até a aposentadoria/reserva, essa noção de sacrifício e dever se mantém como um pilar central da cultura organizacional.

Riscos ocupacionais e impactos na saúde mental

A exposição contínua a situações de alto risco e estresse extremo torna os bombeiros particularmente vulneráveis a adoecimentos físico e psíquico. As autoras Paranhos, Argimon e Werlang (2014, p. 202-203) destacam que os bombeiros são considerados profissionais de primeira resposta, lidando diariamente com eventos traumáticos e múltiplos estressores que afetam sua saúde mental. Essa constante exposição a cenários críticos não apenas impõe riscos físicos direto, mas também pode levar ao desenvolvimento de doenças psicossociais, tais como, o estresse pós-traumático, ansiedade e depressão. Além de também impactar a vida pessoal e profissional destes agentes que estão sujeitos constantemente a escalas diferenciadas e imprevisíveis,

---

socorro, bem como informações sobre a assistência em saúde e o suporte social oferecidos aos militares pelas unidades da instituição.

ambientes hostis de atuação e relações de trabalho rígidas pautadas na hierarquia e disciplina.

Além das dificuldades inerentes ao próprio exercício da profissão, os bombeiros militares enfrentam uma série de outros fatores de risco que impactam diretamente sua saúde. Esses riscos ocupacionais não se restringem apenas à periculosidade da atividade, mas englobam um conjunto de desafios que, cumulativamente, podem comprometer a saúde integral desses profissionais. Entre eles, destacam-se a exposição a situações extremas, o estado de alerta durante 24 horas do plantão, a sobrecarga física e emocional, a vivência constante com a violência urbana que o trabalho nas ruas propicia, e outros fatores que também exercem um impacto profundo na saúde mental: morte de colegas em serviço, homicídios praticados contra membros da corporação, suicídio, acidentes com múltiplas vítimas fatais, o trauma grave ou morte de criança, sobretudo quando envolve um filho do próprio bombeiro.

Algumas circunstâncias específicas podem intensificar os riscos psicossociais, como o atendimento a vítimas conhecidas, o enfrentamento à cenários de destruição, a exposição a doenças infectocontagiosas e a convivência direta com a dor, o medo e a impotência diante das ocorrências atendidas. O envolvimento psicossocioafetivo com as vítimas, sobretudo em casos que envolvam crianças, torna a experiência ainda mais difícil. Além disso, o luto pela perda de colegas em serviço representa mais um risco à profissão, reforçando o desgaste socioemocional ao longo da carreira.

Fora do ambiente de trabalho, problemas de outra ordem, como dificuldades financeiras, conflitos familiares, doenças físicas ou mentais e até o desenvolvimento de múltiplas dependências podem agravar mais esse quadro. Diante desse contexto, é importante reconhecer que, apesar da imagem de força e bravura associada à profissão, os bombeiros são, antes de tudo, "humanos que vestem farda".

Conforme Pires, Vasconcellos e Bonfatti (2017, p. 579):

> [...] pode-se supor que esses trabalhadores estão expostos aos mais diversos riscos e cargas de trabalho. Além dos clássicos riscos – físicos, químicos, biológicos, ergonômicos e, principalmente, de acidentes –, as cargas de trabalho são maiores no bombeiro militar. Enquanto causas evidentes nesse tipo de atividade, as cargas de trabalho são a fonte primordial do desgaste (Laurell; Noriega, 1989) cujas consequências para a saúde são amplas, do sofrimento psíquico às doenças psicossomáticas, passando pelos desajustes sociais e comportamentais.

Todos os fatores mencionados, inerentes à natureza da profissão, estão diretamente interligados à subjetividade dos bombeiros militares, podendo comprometer a vida e a saúde integral desses profissionais.

A relevância da intervenção multidisciplinar

Segundo Da Costa *et. al.* (2014, p.18), "o alto risco de stress que os bombeiros estão expostos demonstra que fazem parte de um grupo ocupacional que necessita de programas de manejo de stress ocupacional". O estudo destaca diversas estratégias de intervenção em saúde mental que podem ser adotadas para mitigar esses impactos, incluindo ações de educação em saúde, fortalecimento das relações interpessoais, desenvolvimento de mecanismos eficazes de enfrentamento (estratégia de "coping"), estímulo ao aprimoramento de habilidades emocionais e outras abordagens que atendam tanto às necessidades objetivas quanto às subjetivas desses profissionais.

Essas intervenções são conduzidas por equipes multidisciplinares especializadas em saúde mental e devem abranger, pelo menos, três fases essenciais da gestão de riscos e desastres: prevenção, resposta e pós-desastre, conforme estabelecido pela Política Nacional de Proteção e Defesa Civil (Lei n.12.608/2012). A implementação de estratégias estruturadas com base nessas três fases permite uma atuação mais ampla e eficaz, favorecendo o lidar com os impactos aos eventos traumáticos, bem como no lidar com as consequências psicossociais de longo prazo.

O papel do assistente social e da rede de apoio

Nesse contexto, a atuação da(o) assistente social ganha relevância, ao articular estratégias que garantam a proteção social e o acesso a serviços especializados, especialmente diante das múltiplas vulnerabilidades que os bombeiros enfrentam. O trabalho desse profissional, inserido na equipe multidisciplinar, não se limita à assistência direta, mas envolve a construções de ações preventivas e interventivas que dialoguem com as políticas públicas, sociais e os desafios contemporâneos.

A problemática do consumo de álcool e outras drogas, por exemplo, exige uma abordagem ampla e intersetorial, que vá além do tratamento individualizado e contemple ações coletivas de prevenção, acolhimento e atendimento social. No espaço do trabalho, o uso/abuso de substâncias pode estar associado a fatores estressores de risco no trabalho, tais como, o estresse, a sobrecarga, as relações hostis e verticais no trabalho, bem como as experiências traumáticas vividas e não trabalhadas. Para tanto, torna-se importante oportunizar acolhimento, escuta qualificada e garantia de acesso ao cuidado integral desses profissionais que salvam em cadeia.[2] A atuação junto à saúde mental é um importante espaço socio-ocupacional para assistentes sociais que atuam nas instituições públicas.

Projeto de prevenção: experiência prática

Com base nos indicadores de saúde levantados em 2021[3], a equipe que integrei, desenvolveu um projeto de intervenção voltado à prevenção aos problemas relacionados ao uso/abuso de substâncias entre os militares de grupamentos especializados – aqueles mais im-

2 Costumamos dizer que os bombeiros, quando vão em socorro a uma vítima, objetivando salvá-la, acabam por salvar os demais que estão relacionadas àquela pessoa, pois o salvamento é em cadeia.

3 Pesquisa realizada pela Seção de Psicologia em Desastres em 2021 que identificou, a partir de perguntas sobre quais queixas e sintomas mais incomodavam os bombeiros antes e depois da pandemia do COVID-19, os principais aspectos: o sentimento de medo, descontrole alimentar, uso frequente de medicações e o uso/abuso de substâncias psicoativas, cujos índices mais que dobraram no período analisado. Disponível em: https://agenciabrasil.ebc.com.br/saude/noticia/2022-06/bombeiros-relatam-mais-medo-e-aumento-do-uso-de- remedios-na-pandemia.Acesso em: 16 mar. 2025.

pactados pela natureza do seu trabalho, como já sinalizado. O objetivo foi ofertar uma proposta de trabalho que estimulasse a reflexão sobre a temática, prestasse orientações em saúde mental e desse "voz" e "vez" a esta categoria profissional, considerando suas especificidades e vulnerabilidades.

Os resultados desse trabalho foram expressivos: 360 militares dos grupamentos especializados foram contemplados, alcançando um índice de 96% de aprovação na avaliação do projeto. A ação foi conduzida em parceria com a rede intra e interinstitucional, envolvendo a equipe interna do Hospital Central da instituição e o Conselho Municipal Antidrogas do município do Rio de Janeiro (COMAD Rio), este último atuando desde o planejamento até a execução do trabalho.

A implementação do projeto priorizou a criação de um espaço de diálogo entre os militares da Saúde com os demais militares especializados das diversas frentes de atuação do CBMERJ, promovendo ricas trocas e experiências. Além disso, visou-se a formação de multiplicadores de informações em saúde, prestando as orientações e encaminhamentos, sempre que necessário, à rede de cuidados. Por conseguinte, a atuação buscou ampliar as ações preventivas em Saúde Mental no espaço institucional e fora dele.

Para viabilizar a iniciativa, foi realizada uma apresentação às chefias, destacando a importância do projeto e buscando sensibilizar as lideranças quanto à necessidade de ações preventivas e estratégias de mitigação dos riscos psicossociais. Após obter as devidas autorizações e validar a proposta junto aos gestores, foram conduzidos dois encontros estruturados a partir de uma abordagem metodológica mista.

Na perspectiva qualitativa, as atividades incluíram palestras informativas e socioeducativas sobre o tema, além da realização de grupos operativos. Durante os encontros, os participantes discutiram e refletiram sobre a questão do uso e abuso de álcool e outras drogas a partir de um material cinematográfico que retratava os impactos do consumo na vida e na carreira de um artista amplamente reconhecido. Paralelamente, utilizou-se uma metodologia quantitativa, aplicando um questionário estruturado com perguntas fechadas, a fim de avaliar o nível de conhecimento e a proximidade dos militares com a problemática do uso/abuso de substâncias.

Dentre os 111 respondentes, a maioria era do gênero masculino, refletindo o perfil predominante da corporação. O álcool foi identificado como a substância mais consumida, um dado que está em consonância com as estatísticas nacionais brasileiras. O consumo ocorre, principalmente, em momentos de lazer e descontração, geralmente associado ao alívio do estresse. No entanto, um aspecto preocupante evidenciado pela pesquisa foi a dificuldade expressa por muitos participantes em buscar apoio técnico-profissional, o que reforça a perpetuação do "mito do herói" e as questões afetas à masculinidade, que impõem a ideia de que esses profissionais devem lidar sozinhos com suas vulnerabilidades, sem demonstrar fragilidade ou necessidade de ajuda.

Diante desse cenário, o projeto buscou estimular a participação destes profissionais de primeira resposta, possibilitando espaços de escuta qualificada e intervenções técnico-profissionais voltadas para a prevenção e resposta aos problemas relacionados ao álcool e outras drogas em nível institucional.

Por fim, tomando como referência o *Guia de boas práticas na atenção e prevenção ao uso de álcool e outras drogas no ambiente de trabalho*, da Associação Brasileira de Estudos do Álcool e outras Drogas (ABEAD) reforçamos a necessidade de ações institucionais contínuas de prevenção. Um programa estruturado pode contribuir significativamente para:

- Melhorar o desempenho laboral e, consequentemente, aumentar a produtividade;
- Reduzir a incidência de acidentes e incidentes em serviço;
- Fortalecer as relações interpessoais no trabalho;
- Melhorar as relações socioafetivas e familiares dos profissionais;
- Diminuir o número de afastamentos por questões de saúde;
- Reduzir os custos com assistência à saúde, especialmente na atenção secundária e terciária;

- Incluir a temática da Saúde Mental nos demais debates institucionais sobre saúde, promovendo a interdisciplinariedade;
- Garantir a continuidade e qualidade dos serviços prestados à sociedade;
- Preservar a vida dos trabalhadores, assegurando também a preservação da imagem institucional.

Essas diretrizes ressaltam a importância de políticas preventivas que vão além da conscientização e se traduzem em ações concretas e sustentáveis, garantindo suporte contínuo aos bombeiros militares, fortalecendo uma cultura organizacional que valorize o bem-estar e a segurança desses profissionais.

Considerações finais

O projeto aqui apresentado demonstrou a relevância de estratégias preventivas e de espaços de escuta qualificada, promovendo não apenas o acolhimento, mas também a conscientização sobre o impacto do uso de álcool e outras drogas na vida pessoal e funcional dos bombeiros militares. Os resultados obtidos reforçam a necessidade de ampliar iniciativas como essa, garantindo que a Saúde Mental desses profissionais seja tratada como prioridade dentro da Corporação.

Dessa forma, ressalta-se a importância do fortalecimento de políticas institucionais integradas a uma atuação multi(inter)disciplinar e intersetorial, permitindo que a atenção psicossocial seja incorporada à cultura organizacional. O investimento em programas de cuidado integral não apenas melhora a qualidade de vida e a segurança dos profissionais de primeira resposta, mas também oportuniza melhorias no espaço do trabalho, reduzindo os riscos psicossociais e garantindo proteção aos que dedicam suas vidas ao salvamento de outras pessoas, sendo uma responsabilidade coletiva garantir a promoção/prevenção em Saúde Mental dos bombeiros militares.

Referências

ANTUNES, R.; PRAUN, L. A sociedade dos adoecimentos no trabalho. *Serviço Social e Sociedade*, São Paulo, n. 123, p. 407-427, jul./set. 2015.

ANUÁRIOS CBMERJ. 2019-2023. Disponível em: https://www.cbmerj.rj.gov.br/para-o-cidadao/anuarios/. Acesso em: ago. 2024.

BARRETO, S. F. (org.). *Guia de boas práticas na atenção e prevenção ao uso de álcool e outras drogas no ambiente de trabalho* [recurso eletrônico]. Camaquã-RS: Fênix Sefarad, 2021.

BARRETO, S. F.; AMARAL, A. Transformando a prevenção: uma nova perspectiva para um ambiente de trabalho seguro. *Blog da ABEAD*, 26 jul. 2024. Disponível em: https://abead.com.br/transformando-a- prevencao-uma-nova-perspectiva-para-um-ambiente-de-trabalho-seguro/. Acesso em: out. 2024.

BRASIL. Conselho Nacional de Saúde. Live: Transtornos mentais e adoecimento no ambiente de trabalho – como enfrentar? 27 abr. 2024. Disponível em: https://conselho.saude.gov.br/ ultimas-noticias-cns/2971-27-04-live-transtornos-mentais-e-adoecimento-no-ambiente-de-trabalho-como-enfrentar#:~:text=dados%20da%20organiza%C3%A7%C3%A3o%20 mundial% 20de,mental%20ao%20longo%20da%20vida. Acesso em: ago. 2024.

CISA – CENTRO DE INFORMAÇÃO SOBRE SAÚDE E ÁLCOOL. Álcool e a saúde dos brasileiros: panorama 2024. 2024. Disponível em: https://cisa.org.br/ pesquisa/dados-oficiais/artigo/item/488-alcool- e-a-saude-dos-brasileiros-panorama-2024. Acesso em: out. 2024.

DA COSTA, F. D.; SANGALETI, R.; DOS SANTOS, V. E. Trabalho prescrito, trabalho vivo e mobilização subjetiva: o caso dos bombeiros militares em atividade meio. 2014. 70 f. Trabalho de Conclusão de Curso (Especialização em Clínica Psicodinâmica do Trabalho e Gestão do Estresse) – Universidade de Brasília, Brasília, 2014.

DE JESUS, M. S. Índice e eventos estressores adjuntos ao transtorno de estresse pós-traumático nas corporações de bombeiros: uma revisão sistemática da literatura. *Revista Ciência (In)Cena*, Salvador, v. 1, n. 8, p. 33-46, 2019.

DOS SANTOS, H. G. P. Entre o ofício e a lama: uma análise da relação trabalho e saúde dos bombeiros no rompimento da barragem de córrego do feijão – Brumadinho/MG. 2021. 112 f. Dissertação (Mestrado em Saúde Pública) – Escola Nacional de Saúde Pública Sergio Arouca, Fundação Oswaldo Cruz, Rio de Janeiro, 2021.

SAÚDE mental deve ser prioridade para a saúde pública no Brasil e no mundo. *Folha de S. Paulo*, São Paulo, 3 nov. 2023. Disponível em: https:// www1. folha.uol.com.br/equilibrio/2023/11/saude-mental-deve-ser-prioridade-para-a-saude-publica-no-brasil-e-no-mundo.shtml. Acesso em: ago. 2024.

LAURELL, A. C. La salud-enfermedad como proceso social. *Revista Latinoamericana de Salud*, México, v. 2, p. 7-25, 1982. Trad. E. D. Nunes.

LIMA, E. P.; ASSUNÇÃO, D. Á. Prevalência e fatores associados ao transtorno de estresse pós-traumático (TEPT) em profissionais de emergência: uma revisão sistemática da literatura. *Revista Brasileira de Epidemiologia*, v. 14, n. 2, p. 217-237, 2011.

NITAHARA, Akemi. Bombeiros relatam mais medo e aumento do uso de remédios na pandemia. Agência Brasil, 22 jun. 2022. Disponível em: https://agenciabrasil.ebc .com.br/saude/noticia/2022-06/ bombeiros-relatam-mais-medo-e-aumento-do-uso-de- remedios-na-pandemia. Acesso em: ago. 2024.

ORGANIZAÇÃO MUNDIAL DA SAÚDE (OMS). OMS destaca necessidade urgente de transformar saúde mental e atenção. 2022. Disponível em: https://www.paho.org/pt/noticias/ 17-6-2022-oms-destaca-necessidade-urgente -transformar-saude-mental-e-atencao. Acesso em: ago. 2024.

ORGANIZAÇÃO PAN-AMERICANA DA SAÚDE (OPAS). Dia Mundial da Saúde Mental 2023. 2023. Disponível em: https://www.paho.org/pt/ campanhas/dia-mundial-da-saude-mental-2023. Acesso em: ago. 2024.

O FLUMINENSE. Corpo de Bombeiros fecha janeiro com 42 mil salvamentos marítimos. 2022. Disponível em: https://www.ofluminense.com.br/cidades/rio-de-janeiro /2022/02/1236940-corpo-de-bombeiros-fecha-janeiro-com-42-mil-salvamentos-maritimos.html. Acesso em: out. 2024.

PARANHOS, M. E.; ARGIMON, I. L. DE LIMA; WERLANG, B. S. G. Hardiness em profissionais de primeira resposta: uma revisão sistemática. *Aletheia*, Canoas, n. 45, dez. 2014. Disponível em: http://pepsic.bvsalud.org/pdf/aletheia/n45/n45a16.pdf. Acesso em: ago. 2024.

PIRES, L. A. A.; VASCONCELLOS, L. C. F.; BONFATTI, R. J. Bombeiros militares do Rio de Janeiro: uma análise dos impactos das suas atividades de trabalho sobre sua saúde. *Saúde em Debate*, Rio de Janeiro, v. 41, n. 113, p. 577-590, 2017.

PORTAL DO MINISTÉRIO DA SAÚDE. OMS divulga informe mundial de saúde mental: transformar a saúde mental para todos. 2024. Disponível em: https:// bvsms.saude.gov.br/oms-divulga-informe-mundial-de -saude-mental-transformar-a-saude-mental-para-todos/. Acesso em: ago. 2024.

PRAUN, L. Trabalho e saúde em tempos flexíveis. In: ALVES, G.; AMARAL, A. L. V. (org.). *Trabalho, saúde e barbárie social: pandemia, colapso ecológico e desenvolvimento humano*. 1. ed. Marília, SP: Projeto Editorial Práxis, 2021. p. 185-209.

CAPÍTULO 11

O uso do óleo de *cannabis* nas empresas – o olhar da saúde ocupacional

Barbara Noel

Introdução

A chegada do óleo de *cannabis* no mercado brasileiro representa uma transformação significativa na percepção e no uso da planta. Anteriormente associada quase exclusivamente a atividades ilícitas, a *cannabis* agora é reconhecida por suas propriedades terapêuticas. Essa mudança paradigmática tem sido impulsionada por avanços científicos e por uma regulamentação progressiva. Nesse contexto, a Agência Nacional de Vigilância Sanitária (Anvisa) tem desempenhado seu papel na regulamentação do uso medicinal dos produtos derivados da *cannabis*, inicialmente facilitando a importação para pacientes com prescrição médica e, mais recentemente, autorizando a comercialização desses produtos em farmácias no território nacional, o que ampliou drasticamente o acesso a essas formas terapêuticas.

Regulamentação e desafios dos produtos de cannabis

Apesar desses avanços, as substâncias derivadas do óleo de cannabis ainda enfrentam desafios consideráveis, como: o custo elevado dos produtos, a burocracia inerente aos processos de importação e aquisição e a persistente falta de informação clara e desmistificada sobre o uso medicinal dessas substâncias. Ainda carecemos de estudos aprofundados sobre a segurança, eficácia e de mais as diretrizes regulatórias desses produtos, o que gera insegurança e preconceito.

No Brasil, a Anvisa, por meio da Resolução da Diretoria Colegiada (RDC) n. 327, publicada em 9 de dezembro de 2019, passou a autorizar a introdução dos produtos de cannabis apenas para uso medicinal. Essa resolução estabeleceu as bases para uma nova categoria regulatória, diferenciando "produtos de cannabis" de "medicamentos" tradicionais. De acordo com a RDC 327/2019, um "produto de cannabis" é definido como um item industrializado que contém a planta cannabis em sua composição, mas que não se enquadra nas exigências de registro de um medicamento convencional. Ele segue, portanto, um regime regulatório próprio e específico.

A RDC 327/2019 da Anvisa estabelece que os produtos de cannabis para fins medicinais devem conter, como ativos, exclusivamente derivados vegetais ou fitofármacos da Cannabis sativa. A principal exigência em relação à composição é que esses produtos possuam predominantemente canabidiol (CBD) e uma concentração de tetrahidrocanabinol (THC) que não exceda 0,2%. Além dos canabinoides (CBD e, em menor proporção, THC), esses produtos podem conter outros compostos naturais da planta, como terpenos e óleos da semente, desde que o CBD seja o canabinoide predominante e o THC não ultrapasse o limite estabelecido.

É importante notar que a Anvisa também autoriza produtos com concentrações de THC acima de 0,2%, mas, para esses casos, há um controle mais rigoroso, geralmente se enquadrando em outra lista de controle da Portaria SVS/MS nº 344/98 (Lista A3 – Psicotrópicos).

Requisitos de segurança, riscos e interações medicamentosas

A RDC 327/2019 impôs requisitos rigorosos para garantir a segurança e a qualidade dos produtos. Ela exige que a fabricação siga as Boas Práticas de Fabricação (BPF), estabelece limites claros para a concentração de tetrahidrocanabinol (THC) – o componente psicoativo da planta – e demanda a comprovação de qualidade e segurança baseada em robusta literatura científica. É importante notar que, para esses produtos, a comprovação de eficácia e segurança pode ser fundamentada em estudos já existentes, dispensando a necessidade de novos e completos ensaios clínicos para cada formulação específica. A venda é restrita a farmácias e ocorre sempre sob prescrição médica, garantindo que o uso seja acompanhado por um profissional de saúde. Essa resolução não apenas facilitou o acesso controlado a esses tratamentos, mas também estabeleceu um padrão mínimo de qualidade e segurança, protegendo os pacientes de produtos clandestinos ou de má qualidade.

Embora o uso do óleo de cannabis seja reconhecido por seus benefícios terapêuticos, é fundamental que pacientes e profissionais de saúde estejam cientes dos riscos potenciais e efeitos adversos associados. O entendimento aprofundado desses riscos permite uma gestão mais segura e eficaz do tratamento.

Os efeitos mais frequentemente relatados são geralmente leves e transitórios. Incluem sonolência (que pode variar de leve a sedação), boca seca (xerostomia), tontura (especialmente ao levantar-se rapidamente), alterações de apetite (tanto aumento quanto diminuição), diarreia e fadiga. Esses efeitos são muitas vezes dependentes da dose e podem diminuir com o tempo à medida que o corpo se adapta ao tratamento.

O componente tetrahidrocanabinol (THC) é o principal responsável pelos efeitos psicoativos da cannabis. Mesmo em produtos com baixas concentrações, o THC pode levar a comprometimento da concentração e da memória de curto prazo, ansiedade e, em doses elevadas ou em indivíduos sensíveis, paranoia. Há também um risco, embora baixo, de precipitar episódios de psicose em indivíduos predispostos, especialmente adolescentes com histórico familiar de transtornos psicóticos. O monitoramento rigoroso e a escolha de produtos com perfis de canabinoides adequados são cruciais para minimizar esses riscos.

Além disso, o canabidiol (CBD), um dos principais canabinoides, é metabolizado pelo fígado por meio de enzimas do citocromo P450 (CYP450). Isso significa que o CBD pode interferir na metabolização de outros medicamentos, aumentando ou diminuindo suas concentrações no sangue. Por exemplo, ele pode potencializar o efeito de anticoagulantes (como a varfarina), anticonvulsivantes e alguns antidepressivos, ou reduzir a eficácia de outros fármacos. Uma revisão completa da medicação em uso pelo paciente é indispensável antes de iniciar o tratamento com cannabis.

O mercado de produtos de cannabis ainda é complexo, e produtos sem a devida regulamentação da Anvisa representam um risco significativo. Esses produtos podem ter doses erradas de canabinoides (seja uma superdosagem ou subdosagem), ou estar contaminados com substâncias nocivas como pesticidas, metais pesados, solventes residuais ou micro-organismos patogênicos (fungos e bactérias). A escolha de produtos com Certificado de Análise (CoA) emitido por laboratórios independentes e devidamente regulamentados é essencial para garantir a pureza e a composição correta. O CoA é um documento emitido por laboratórios independentes que atesta a composição exata do produto (concentração de CBD, THC e outros canabinoides) e a ausência de contaminantes (metais pesados, pesticidas, micotoxinas).

Diferença entre CBD e THC, populações de risco e uso responsável

Para melhor entender o uso medicinal dos produtos derivados de cannabis, é importante diferenciar os riscos de dependência entre os canabinoides. O CBD (canabidiol) não é considerado uma substância que causa dependência física ou psicológica. No entanto, o THC (tetrahidrocanabinol), especialmente com uso crônico e em doses elevadas, pode levar ao desenvolvimento de dependência psicológica, caracterizada por sintomas de abstinência se o uso for interrompido abruptamente. A síndrome de abstinência de cannabis pode incluir irritabilidade, ansiedade, insônia e desconforto físico.

Determinadas populações exigem extrema cautela no uso do óleo de cannabis. Isso inclui gestantes e lactantes, devido à falta de dados conclusivos sobre os efeitos no desenvolvimento fetal e na criança amamentada. Crianças e adolescentes também requerem supervisão médica rigorosa e indicação precisa, considerando os potenciais impactos no desenvolvimento cerebral em formação. Indivíduos com histórico de doenças cardíacas (arritmias, hipertensão não controlada) ou transtornos mentais graves (como esquizofrenia ou transtorno bipolar) devem ser cuidadosamente avaliados devido ao risco de exacerbação de sintomas psicóticos ou de humor. O uso de produtos derivados da cannabis deve ser cuidadosamente ponderado quanto aos riscos e benefícios nessas populações.

A utilização responsável do óleo de cannabis é crucial para maximizar seus benefícios terapêuticos e minimizar os riscos. Isso exige uma abordagem multidisciplinar e um compromisso ativo do paciente e dos profissionais de saúde. O uso do óleo de cannabis deve ser sempre precedido por um diagnóstico médico preciso. É o médico quem deve fazer a indicação terapêutica baseada nas condições de saúde do paciente, ajustar a dose inicial e, subsequentemente, (titulação) e realizar o monitoramento contínuo dos efeitos tanto terapêuticos quanto adversos. A automedicação é estritamente desaconselhada e pode levar a dosagens inadequadas, uso de produtos de má qualidade e mascaramento de condições médicas graves, com potenciais riscos à saúde.

O termo de consentimento livre e esclarecido (TCLE)

O paciente deve ser orientado quanto aos efeitos adversos e estar atento para relatá-los imediatamente ao médico, permitindo ajustes na dosagem ou na formulação para mitigar os efeitos indesejados.

Recomenda-se que o paciente assine o Termo de Consentimento Livre e Esclarecido (TCLE), um componente obrigatório e de suma importância no contexto do uso de produtos derivados da cannabis, ou de qualquer terapia que envolva riscos e benefícios significativos. O

TCLE é um pilar da autonomia do paciente, garantindo que a decisão sobre o tratamento seja tomada de forma plenamente informada e voluntária. Ele serve como um instrumento formal para o esclarecimento completo ao paciente sobre todos os aspectos relevantes do tratamento e deve ser único para cada paciente.

O TCLE deve incluir informações sobre: diagnóstico, benefícios esperados, riscos potenciais (detalhamento de todos os efeitos colaterais e riscos associados), alternativas terapêuticas (outras opções de tratamento disponíveis para a condição, incluindo seus próprios riscos, benefícios e taxas de sucesso), incertezas (reconhecendo que, embora haja evidências, a resposta individual ao tratamento pode variar, e que nem todos os efeitos são completamente previsíveis), forma de uso (dosagem, frequência e via de administração do produto prescritas), custos envolvidos e implicações legais e ocupacionais (informando o paciente de como o uso da substância pode afetar as atividades diárias, como dirigir, e as políticas das empresas, incluindo a necessidade de comunicação ao serviço de saúde ocupacional).

O TCLE protege e informa o paciente e também oferece proteção legal ao médico e à instituição de saúde. Ele serve como prova de que o dever ético e legal de informar foi integralmente cumprido, documentando que o paciente recebeu todas as informações necessárias para tomar uma decisão consciente e concordou com o plano de tratamento, o que mitiga futuras contestações sobre a falta de esclarecimento.

Implicações no ambiente de trabalho e o papel da saúde ocupacional

Além dos benefícios terapêuticos e dos riscos clínicos já amplamente discutidos, o uso de produtos derivados da cannabis tem implicações significativas que se estendem ao âmbito legal e, crucialmente, ao ambiente de trabalho. O uso de produtos com THC demanda atenção, pois a presença desse canabinoide em qualquer dosagem – mesmo que mínima e legalmente prescrita para fins medicinais – pode impactar diretamente as políticas internas de uso de substâncias psicoativas em empresas.

Somado a isso, essas substâncias afetam a capacidade do trabalhador de realizar certas atividades que exigem atenção plena e reflexos apurados, como dirigir veículos ou operar máquinas pesadas e complexas. A potencial alteração na coordenação motora e na capacidade de reação imediata sob o efeito do THC não pode ser subestimada. Nesse contexto, a comunicação clara e transparente entre o paciente, seu médico assistente e os profissionais de saúde ocupacional da empresa torna-se de extrema importância, configurando-se como um pilar para a segurança coletiva e individual no ambiente laboral.

Nesse cenário em evolução, o profissional de saúde ocupacional desempenha um papel absolutamente fundamental na promoção e proteção da saúde e segurança dos trabalhadores. Sua atuação vai muito além de uma simples averiguação; ela envolve a identificação proativa de riscos ambientais e pessoais específicos de cada trabalhador, a implementação de ações preventivas robustas para mitigar ou eliminar a ocorrência de doenças ocupacionais, e a constante busca pela redução e mitigação de acidentes de trabalho. Com a crescente aceitação e o uso mais difundido de produtos derivados da cannabis para fins medicinais no Brasil, o papel desses profissionais se torna ainda mais vital e, inegavelmente, mais complexo. Eles precisam estar à frente das discussões, com conhecimento aprofundado sobre os impactos dessas substâncias no dia a dia do trabalho.

Esses profissionais passam, assim, a ser os guardiões do delicado equilíbrio entre o direito inalienável do trabalhador ao tratamento médico e a imperativa necessidade de garantir um ambiente de trabalho seguro e livre de riscos para todos. O médico e os demais profissionais da saúde ocupacional têm a responsabilidade de orientar os trabalhadores de forma clara e baseada em evidências sobre os riscos associados ao uso de produtos derivados da cannabis.

Essa orientação deve ser especialmente detalhada para aqueles produtos que contenham THC em qualquer dosagem, uma vez que esse componente pode afetar significativamente a cognição, o tempo de reação e a coordenação motora do indivíduo. Essa avaliação de risco se materializa na avaliação da aptidão para a função (APF), realizada pelo médico da empresa.

A avaliação de aptidão para a função deve dedicar atenção ao trabalhador em todas as suas condições clínicas, além da sua capacidade física e mental para atender à função proposta. Os trabalhadores que realizam funções que exijam operar máquinas, veículos, trabalhar em altura, ou desempenhar tarefas que demandam alta concentração e coordenação motora, devem ser cuidadosamente avaliados e alertados sobre as potenciais implicações do uso THC e outras substâncias psicoativas.

Prevenção de acidentes e o impacto do THC em atividades de risco

A urgência dessa atenção é corroborada por dados alarmantes da Organização Internacional do Trabalho (OIT), divulgados por meio do projeto SmartLab, em 2022, em trabalho conjunto com o Ministério Público do Trabalho no Brasil. Esses dados evidenciam de forma contundente a criticidade dos riscos presentes em certos ambientes de trabalho. O estudo aponta que máquinas e equipamentos são a principal causa de acidentes de trabalho, respondendo por uma proporção significativa de 15% a 16% do total de ocorrências durante o período estudado. Mais preocupante ainda é o impacto devastador desses acidentes na saúde e na vida do trabalhador acidentado. As evidências analisadas indicaram que esses acidentes resultam em impressionantes 15 vezes mais amputações e 3 vezes mais mortes em comparação com outras causas de acidentes no trabalho. Essa estatística reforça a necessidade premente de cautela e prevenção em funções de alto risco.

A operação de máquinas e equipamentos, bem como o desempenho de tarefas classificadas como de alto risco, exige alta capacidade cognitiva e psicomotora. Isso inclui uma atenção sustentada e ininterrupta, um tempo de reação rápido para lidar com situações inesperadas, um julgamento adequado para tomar decisões sob pressão e uma coordenação motora fina para manipular controles complexos com precisão. É precisamente nesse ponto que a atenção aos produtos derivados da cannabis se torna crucial: medicamentos ou substâncias que afetam essas capacidades cognitivas e psicomotoras, podem ter consequências devastadoras. O THC, mesmo em doses baixas, é conhecido por causar efeitos como sonolência, tontura, vertigem e uma perceptível lentidão no tempo de reação. Em um ambiente de trabalho que envolva máquinas perigosas, como uma linha de produção industrial ou um canteiro de obras, a diminuição de apenas frações de segundos no tempo de reação pode aumentar drasticamente o risco de acidentes graves e fatais.

Portanto, o monitoramento rigoroso do uso dessas substâncias pelo profissional da saúde ocupacional é um componente essencial e inegociável da prevenção de acidentes. Esse acompanhamento é fundamental para garantir que o trabalhador esteja em plenas condições físicas e mentais para exercer suas funções com segurança, protegendo a si mesmo e a seus colegas. A atuação desse profissional, portanto, deve ir muito além da mera conformidade regulatória; ela deve ser um pilar ético e prático para a segurança e o bem-estar de todos os colaboradores, permeando as políticas e a cultura da empresa.

Para isso, o profissional de saúde ocupacional deve realizar uma avaliação individualizada e confidencial da aptidão de cada trabalhador para a função que ele exerce ou irá exercer. Essa avaliação é dinâmica e deve considerar o uso de qualquer substância que possa afetar o desempenho psicomotor e cognitivo, incluindo os produtos derivados da cannabis, e ponderar minuciosamente o perfil de risco da função exercida. A aptidão deve ser continuamente monitorada, especialmente se houver alterações na dosagem ou no tipo de produto derivado de cannabis utilizado pelo trabalhador, exigindo reavaliações periódicas.

Simultaneamente, o estabelecimento de um canal de comunicação confidencial e empático com os funcionários é vital. Os trabalhadores precisam sentir-se seguros para discutir abertamente o uso de medicamentos, incluindo os produtos derivados da cannabis, sem medo de estigmatização, julgamento ou retaliação profissional. Essa confiança é a base para que o profissional de saúde ocupacional possa educar os colaboradores sobre os potenciais efeitos adversos dos remédios na capacidade de suas atividades laborais e, mais importante, como mitigá-los, seja ajustando horários de uso, doses, ou buscando alternativas menos impactantes.

Ademais, o profissional de saúde ocupacional deve colaborar ativamente com a gestão da empresa para desenvolver e implementar políticas claras, justas e transparentes sobre o uso de substâncias psicoativas e medicamentos no ambiente de trabalho. Essas políticas devem informar sobre o uso de cannabis medicinal, incluindo diretrizes detalhadas para a comunicação voluntária do trabalhador, os processos de avaliação de riscos e, se necessário, a proposição de adaptações de função ou alocações temporárias para tarefas que não comprometam a segurança nem do próprio trabalhador, nem de seus colegas.

A par disso, promover a conscientização e a educação contínua sobre os riscos e os cuidados necessários é uma responsabilidade fundamental e ininterrupta. Isso pode ser alcançado através de campanhas informativas bem elaboradas, palestras dinâmicas, distribuição de materiais educativos acessíveis e a realização de workshops que abordem o uso responsável da cannabis medicinal, os potenciais impactos diretos na segurança no trabalho e a importância indiscutível da comunicação proativa com o serviço de saúde ocupacional. A educação deve ser uma ferramenta poderosa para desmistificar preconceitos arraigados, fornecer informações baseadas em evidências científicas e empoderar os trabalhadores a tomar decisões informadas sobre sua saúde e segurança.

Integração da *cannabis* medicinal em programas de prevenção

A importância da comunicação transparente sobre o uso de produtos derivados de cannabis por trabalhadores ganha uma dimensão ainda maior quando se considera as empresas obrigadas a seguir rigorosas regulamentações para a implementação de programas de prevenção ao uso de drogas e álcool. Essas diretrizes, muitas vezes impostas por agencias regulamentadoras como a Agência Nacional de Aviação Civil (ANAC) e a Secretaria Nacional de Trânsito (SENATRAN), visam proteger a integridade dos trabalhadores e a operação da própria empresa. Integrar a discussão sobre a cannabis medicinal - e seus potenciais impactos - nesses programas já existentes não é apenas uma questão de conformidade legal, mas uma oportunidade estratégica. Isso permite que a organização não só cumpra as exigências de segurança no trabalho, mas também promova um ambiente de apoio, esclarecimento e confiança mútua.

Ao invés de tratar o uso medicinal da cannabis como uma infração ou um tabu, essas empresas devem encorajar a comunicação proativa e voluntária por parte dos colaboradores. Um ambiente que fomenta essa abertura garante que o serviço de saúde ocupacional possa avaliar individualmente cada caso, compreendendo as nuances da prescrição, a dosagem, o tipo de produto (seja predominantemente CBD ou com traços de THC), e o momento de uso.

Essa avaliação minuciosa permite ao profissional de saúde ocupacional entender o perfil de risco da função exercida pelo trabalhador - por exemplo, se envolve operação de máquinas pesadas, direção de veículos, ou tarefas que exijam alta concentração e precisão. Com base nesse entendimento, é possível propor adaptações razoáveis garantindo a segurança de todos. Essa abordagem preventiva e não estigmatizante é fundamental para proteger o trabalhador que busca um tratamento legítimo, ao mesmo tempo em que mantém a segurança e a produtividade no ambiente de trabalho.

Em síntese, a garantia da segurança no trabalho na era da cannabis medicinal transcende o mero cumprimento de regulamentações e leis; ela é, antes de tudo, um dever ético, moral e uma responsabilidade social intrínseca das organizações e de seus profissionais. A atuação proativa, informada e empática do profissional de saúde ocupacional é absolutamente decisiva para assegurar que a saúde e a segurança dos trabalhadores sejam sempre a máxima prioridade, em todas as circunstâncias. Ao adotar essa postura abrangente e cuidadosa, as empresas não apenas constroem um ambiente de trabalho mais seguro e produtivo, mas também forjam um espaço mais inclusivo, onde o cuidado com o bem-estar físico e mental de cada colaborador é central e valorizado, refletindo um compromisso genuíno com a vida e a dignidade humana.

Referências

BRASIL. Agência Nacional de Aviação Civil. *Regulamento Brasileiro da Aviação Civil n. 120*. Aprova o Programa de Prevenção do Risco Associado ao Uso Indevido de Substâncias Psicoativas na Aviação Civil. Publicado em: 31 maio 2011. Disponível em: https://www.anac.gov.br/assuntos/legislacao/ legislacao-1/rbha-e-rbac/rbac/rbac-120. Acesso em: 1 jul. 2025.

BRASIL. Conselho Federal de Medicina. Resolução CFM n. 2.217, de 27 de setembro de 2018. Aprova o Código de Ética Médica. *Diário Oficial da União*: seção 1, Brasília, DF, p. 113, 1 nov. 2018. Disponível em: https://sistemas.cfm.org.br/visualizar/resolucoes/BR/2018/2217. Acesso em: 1 jul. 2025.

BRASIL. Conselho Nacional de Trânsito (CONTRAN). Resolução CONTRAN nº 923, de 28 de março de 2022. Dispõe sobre o exame toxicológico de larga janela de detecção, em amostra queratínica, para a habilitação e renovação da Carteira Nacional de Habilitação (CNH) nas categorias C, D e E. *Diário Oficial da União*: seção 1, Brasília, DF, p. 119, 31 mar. 2022. Disponível em: https://www.in.gov.br/web/dou/-/resolucao-contran-n-923-de-28-de-marco-de-2022-390343520. Acesso em: 1 jul. 2025.

BRASIL. Ministério da Saúde. Agência Nacional de Vigilância Sanitária. Resolução da Diretoria Colegiada – RDC nº 327, de 9 de dezembro de 2019. Dispõe sobre os requisitos para a comercialização de Produtos de Cannabis para fins medicinais no Brasil e dá outras providências. *Diário Oficial da União*: seção 1, Brasília, DF, p. 142, 11 dez. 2019. Disponível em: https://bvsms.saude.gov.br/bvs/saudelegis/anvisa/2019/rdc0327_09_12_2019.pdf. Acesso em: 1 jul. 2025.

BRASIL. Ministério da Saúde. Secretaria de Vigilância Sanitária. Portaria nº 344, de 12 de maio de 1998. Aprova o Regulamento Técnico sobre substâncias e medicamentos sujeitos a controle especial. *Diário Oficial da União*: seção 1, Brasília, DF, p. 3, 15 maio 1998. Disponível em: https://bvsms.saude. gov.br/bvs/saudelegis/svs/1998/prt0344_12_05_1998_rep.html. Acesso em: 1 jul. 2025.

NATIONAL ACADEMIES OF SCIENCES, ENGINEERING, AND MEDICINE. *The Health Effects of Cannabis and Cannabinoids*: The Current State of Evidence and Recommendations for Research. Washington, DC: The National Academies Press, 2017. Disponível em: https://www.nap.edu/ catalog/24625/the-health-effects-of-cannabis-and-cannabinoids-and-cannabinoids-the-current. Acesso em: 1 jul. 2025.

ORGANIZAÇÃO INTERNACIONAL DO TRABALHO; MINISTÉRIO PÚBLICO DO TRABALHO. *SmartLab de Trabalho Decente*: dados de acidentes de trabalho no Brasil. [S. l.]: OIT; MPT, [2022]. Disponível em: https://smartlab. mpt.mp.br/smartlab/index.html. Acesso em: 1 jul. 2025.

CAPÍTULO 12

Álcool e drogas e o ambiente corporativo

Carla Montalto

Introdução

Desde os primórdios da civilização, em diversas sociedades e com variados propósitos, o ser humano busca alterar seu estado por meio do uso de substâncias psicoativas.

Há registros desde a pré-história e evidências arqueológicas que comprovam o consumo de drogas como um hábito estabelecido, mas foi no início do século XX, com o aumento desenfreado do consumo, que começam as restrições ao uso de drogas. Na contemporaneidade, o uso de substâncias psicoativas emerge fortemente como uma complexa questão social, econômica, de segurança e de saúde pública.

Paralelamente, a evolução da indústria farmacêutica resultou na disponibilidade de medicamentos com potencial de abuso. Substâncias como estimulantes anfetamínicos (ETAs), morfina, codeína, fentanil, barbitúricos e benzodiazepínicos, embora inicialmente destinadas ao uso medicinal, tornam-se motivo de preocupação quando utilizadas sem controle e sem prescrição médica.

O uso de substâncias psicoativas atua como um desintegrador da ordem social do país, impactando o desenvolvimento sociocultural e impulsionando o aumento de delitos como furtos, roubos e assassinatos. Além disso, facilita o enriquecimento ilícito e a expansão paralela de outras atividades ilícitas e ilegais, estando diretamente associado ao empoderamento do crime organizado e ao crescimento da violência.

Impactos no ambiente de trabalho

Um indivíduo empregado dedica, em média, um terço do seu dia ao ambiente de trabalho. As relações desenvolvidas nesse espaço vão além do aspecto financeiro, englobando diversas vias de gratificação social e psicológica. Assim, o trabalho tem um enorme significado em nossas vidas.

O uso de substâncias psicoativas, em qualquer quantidade, pode acarretar consequências que afetam diretamente a capacidade de trabalho, o raciocínio, os reflexos, a concentração e o comportamento, resultando na redução do senso de responsabilidade e da segurança operacional.

O usuário pode prejudicar a si mesmo, mas também a terceiros e ao patrimônio da empresa. A Organização Mundial do Trabalho (OIT) realizou um estudo que aponta: 20% a 25% dos acidentes de trabalho envolvem pessoas sob o efeito de drogas. Em outro estudo, a OIT também informa que cerca de 70% das pessoas com problemas relacionados ao consumo de álcool e 62% daquelas com problemas associados ao consumo de outras substâncias psicoativas fazem parte do mercado de trabalho.

Segundo a Organização Pan-Americana de Saúde (OPAS) e a Organização Mundial da Saúde (OMS), a dependência de substâncias psicoativas é uma tendência mundial que eleva os transtornos psicossociais no ambiente de trabalho.

Estudos brasileiros relevantes indicam que a relação entre trabalho e uso de drogas acarreta danos severos à coletividade. As consequências mais comuns do uso de drogas no ambiente corporativo incluem:

- Atrasos e absenteísmo

- Queda da qualidade e produtividade
- Erros e falhas operacionais
- Acidente de trabalho e de percurso
- Aposentadoria precoce
- Distúrbios na conduta e nas relações interpessoais

Por outro lado, o ambiente de trabalho é reconhecido como um espaço propício para a implantação de programas de promoção da saúde e prevenção de doenças. Diante disso, consideramos que cabe às organizações:

- Promover a educação preventiva, baseada em inteligência emocional, para prevenir e reduzir o abuso de álcool, drogas e medicamentos controlados, principalmente aquelas que possam afetar as atividades de risco.
- Reforçar normas que desencorajam o uso indevido/abuso de drogas.
- Desenvolver habilidades, atitudes e comportamentos que contribuam para um estilo de vida livre de drogas.

Gravidade do problema

Pesquisas científicas e dados de renomados institutos nacionais e internacionais, elaborados por especialistas em prevenção e políticas públicas, revelam uma espiral de crescimento no uso indevido de álcool, drogas e também de medicamentos com princípios psicoativos.

O Escritório das Nações Unidas sobre Drogas e Crimes (UNODC), que publica anualmente o Relatório Mundial sobre Drogas, indica que as estatísticas de consumo de drogas estão piorando. Sua diretora-executiva, Ghada Waly, afirmou recentemente: "A produção, o tráfico e o uso de drogas continuam a agravar a instabilidade e a desigualdade, ao mesmo tempo em que causam danos incalculáveis à saúde, à segurança e ao bem-estar das pessoas..."

Esses relatórios anuais reúnem os principais dados e análises de tendências sobre a produção, o tráfico e o consumo de substâncias ilícitas no mundo. Contudo, para além das drogas ilícitas, as drogas lícitas (tabaco e álcool) apresentam um impacto na saúde pública superior ao de todas as substâncias psicoativas somadas.

Evolução do consumo e instalação da dependência química

O consumo de substâncias psicoativas pode evoluir com o tempo, culminando no quadro mais grave: a dependência química.

A dependência química é um transtorno multifatorial, uma doença crônica, cerebral e recidivante, figurando entre as dez principais causas de incapacidades e mortalidade prematura no mundo.

Simplificadamente, pode-se dizer que é caracterizada por um impulso de controle precário, que leva a pessoa ao uso repetitivo de drogas, mesmo diante de evidentes prejuízos cognitivos, emocionais, econômicos e sociais.

Entre os prejuízos cognitivos mais frequentemente detectados, destacam-se os déficits na atenção, percepção, memória, funções executivas, capacidade de raciocínio e resolução de problemas.

A dependência de substâncias pode ser entendida a partir das alterações cerebrais (neurobiológicas) provocadas pela ação direta do uso prolongado de drogas de abuso, as quais atuam principalmente no sistema de recompensa cerebral.

A CID-11 é a edição mais recente da Classificação Internacional de Doenças e Problemas Relacionados à Saúde (CID), publicada pela OMS. No caso da dependência química e de outras doenças mentais, os diagnósticos da CID são frequentemente comparados com o Manual Diagnóstico e Estatístico de Transtornos Mentais, atualmente em sua 5ª edição (Diagnostic and Statistical Manual of Mental Disorders, DSM-5), publicado pela Associação Americana de Psiquiatria (APA), que aborda exclusivamente transtornos mentais e comportamentais.

De acordo com o DSM-V o diagnóstico de um transtorno por uso de substância baseia-se em um padrão patológico de comportamento relacionado ao uso, que acarreta comprometimentos ou sofrimentos clinicamente significativos, manifestados por pelo menos dois dos critérios abaixo, ocorrendo durante um período de 12 meses:

- **Critério A**: Baixo controle, deterioração social, uso arriscado e critérios farmacológicos.
- **Critério 1**: Substância consumida em quantidades maiores, ou por um tempo mais longo do que pretendido.
- **Critério 2**: Desejo persistente de reduzir ou regular o uso da substância com esforços malsucedidos.
- **Critério 3**: Muito tempo gasto para obter a substância ou na recuperação de seus efeitos.
- **Critério 4**: Fissura ou forte desejo em usar a substância.
- **Critério 5**: Uso recorrente da substância pode resultar no fracasso em cumprir obrigações no trabalho, escola ou no lar.
- **Critério 6**: Mesmo mediante os prejuízos sociais e interpessoais persistentes, a continuidade do uso da substância é mantida.
- **Critério 7**: Abandono ou redução de atividades profissionais, sociais ou recreativas por conta do uso da substância.
- **Critério 8**: Uso recorrente da substância em situações que apresentam perigo para integridade física do indivíduo.
- **Critério 9**: Uso mantido apesar da consciência de ter um problema físico ou psicológico persistente ou recorrente, que tende a ser causado pelo uso da substância.
- **Critério 10**: Tolerância definida pelos seguintes aspectos:
  10.1 Necessidade de quantidades progressivamente maiores para alcançar o efeito desejado;
  10.2 Efeito acentuadamente menor com o uso continuado da mesma quantidade da substância.
- **Critério 11**: Abstinência manifestada por qualquer um dos seguintes aspectos:

11.1 Síndrome de abstinência característica do uso da substância de acordo com os critérios propostos pelo DSM V para a síndrome de abstinência de cada substância usada;

11.2 Substância utilizada para aliviar ou evitar os sintomas de abstinência.

Na 11ª revisão da CID, no âmbito dos Transtornos Devidos ao Uso de Substâncias e Comportamentos Aditivos, a dependência é definida como um distúrbio de regulação decorrente do uso repetido ou contínuo. O traço característico é um forte impulso interno, que se manifesta pela capacidade prejudicada de controlar o consumo, pela prioridade crescente dada à substância em detrimento de outras atividades e pela persistência do uso, mesmo diante de danos ou consequências negativas.

Já o Padrão Nocivo de Uso é definido como um padrão que já causou danos à saúde física ou mental de um indivíduo ou resultou em comportamento prejudicial à saúde de terceiros. Trata-se de um diagnóstico de subdependência que abrange diversos padrões de consumo e de danos.

Os Transtornos Devidos ao Uso de Substâncias são classificados conforme a primeira identificação da substância utilizada. As classes de substâncias disponíveis incluídas estão listadas a seguir:

- Distúrbios Devido ao Uso de Álcool, CID-11 6C40
- Distúrbios Devido ao Uso de Cannabis, CID-11 6C41
- Distúrbios Devido ao Uso de Canabinóides Sintéticos, CID-11 6C42
- Distúrbios Devido ao Uso de Opióides, CID-11 6C43
- Distúrbios Devido ao Uso de Sedativos, Hipnóticos ou Ansiolíticos, CID-11 6C44
- Distúrbios Devido ao Uso de Cocaína, CID-11 6C45
- Distúrbios Devido ao Uso de Estimulantes, incluindo Anfetaminas, Metanfetamina ou Metcatinona, CID-11 6C46

- Distúrbios Devido ao Uso de Catinonas Sintéticas, CID-11 6C47
- Distúrbios Devido ao Uso de Cafeína, CID-11 6C48
- Distúrbios Devido ao Uso de Alucinógenos, CID-11 6C49
- Distúrbios Devido ao Uso de Nicotina, CID-11 6C4A
- Distúrbios Devido ao Uso de Inalantes Voláteis, CID-11 6C4B
- Distúrbios Devido ao Uso de MDMA ou Medicamentos Relacionados, incluindo MDA, CID-11 6C4C
- Distúrbios Devido ao Uso de Drogas Dissociativas, incluindo Cetamina e Fenciclidina (PCP), CID-11 6C4D
- Transtornos Devido ao Uso de Outras Substâncias Psicoativas Especificadas, incluindo Medicamentos, CID-11 6C4E
- Transtornos Devido ao Uso de Múltiplas Substâncias Psicoativas Especificadas, incluindo Medicamentos, CID-11 6C4F
- Transtornos Devido ao Uso de Substâncias Psicoativas Desconhecidas ou Não Especificadas CID-11 6C4G
- Distúrbios Devido ao Uso de Substâncias Não Psicoativas, CID-11 6C4H

Legislação e políticas sobre drogas no Brasil

O Brasil só começou a implementar políticas sobre drogas na primeira metade do século XX, impulsionado pelas recomendações da Convenção Internacional do Ópio (Haia, 1912). A primeira norma legal foi o Decreto-Lei n. 891/1938, que propunha ações de prevenção, tratamento e repressão de drogas no país. Em 1976, esse Decreto-Lei foi alterado pela Lei n. 6.368/1976, que ganhou nova redação ao incluir medidas de prevenção e repressão ao tráfico ilícito e ao uso indevido de substâncias entorpecentes ou que causassem dependência física ou psíquica.

Em 2002, o governo sancionou a Lei n. 10.409/2002, que introduziu uma série de modificações na antiga Lei n. 6.368/1976, mantendo partes importantes dessa legislação, principalmente no que diz respeito à redução da oferta.

Atualmente em vigor, temos a "Lei de Drogas" (Lei n. 11.343/2006), que instituiu o Sistema Nacional de Políticas Públicas sobre Drogas (SISNAD), prescrevendo medidas para a prevenção do uso indevido, a atenção e a reinserção social de usuários e dependentes, além de estabelecer normas para a repressão à produção não autorizada e ao tráfico ilícito de drogas.

Outras legislações relevantes incluem:

- O Decreto no 5.658, de 2 de janeiro de 2006, que versa sobre Controle do Uso do Tabaco.
- O Decreto nº 6.117, de 23 de maio de 2007, que aprova a Política Nacional sobre o Álcool e dispõe sobre as medidas para redução do uso indevido dessa substância.
- A lei 13.103/2015, conhecida como Lei do Motorista Profissional, que regulamenta os direitos e as responsabilidades desses profissionais e torna obrigatória a implantação de programas de controle de uso de álcool e drogas, bem como a realização de exames toxicológicos.

É importante observar que a Portaria SVS/MS 344 da Agência Nacional de Vigilância Sanitária (Anvisa) é quem apresenta a relação das substâncias consideradas "drogas" em território nacional, cuja produção e comercialização são controladas (com restrição ou proibição). Essa lista inclui substâncias psicoativas ilegais e medicamentos sujeitos a controle especial, aqueles passíveis de prescrição médica, e é constantemente atualizada e publicada no *Diário Oficial da União*.

Programas de prevenção no ambiente laboral no Brasil

Os primeiros programas de prevenção ao uso de drogas no Brasil surgiram nas décadas de 1970 e 1980, sob influência de iniciativas americanas, cujos relatos iniciais datam de 1960. Com a chegada de multinacionais para o Brasil, suas filiais passaram a implantar esses programas, replicando as iniciativas já existentes nas matrizes.

A crescente preocupação com os problemas decorrentes da relação entre o funcionário e as consequências do abuso de drogas tem impulsionado uma busca cada vez maior pela implantação de programas específicos sobre esse tema.

Idealmente, um programa de prevenção deve conter um manual que descreva detalhadamente a política de prevenção que será adotada, suas proibições e as consequências da violação dessas proibições. Além disso, deve explicitar o apoio oferecido em casos de tratamento, reabilitação e reinserção laboral.

Seu conteúdo deve incluir o entendimento de que os transtornos decorrentes do uso de substâncias psicoativas, em casos de diagnóstico de uso abusivo ou dependência química, são considerados como problemas de saúde e devem ser abordados de forma não preconceituosa. Já os casos de uso indevido de substâncias podem ser tratados como um problema disciplinar.

Esse documento deve envolver a alta direção, setores correlatos e os empregados e/ou seus representantes. Depois de finalizado, deve ser amplamente divulgado para que todos os envolvidos tenham conhecimento.

Esses treinamentos devem garantir que funcionários estejam cientes do programa e sejam capacitados e preparados para cumprir as normas de segurança. Os exames toxicológicos podem estar previstos e são fundamentalmente importantes em atividades de alto risco operacional, considerando as particularidades das tarefas desenvolvidas. Alguns cuidados são imprescindíveis, a saber:

- Caso sejam adotados, os procedimentos devem ser rigorosos, visando assegurar a precisão e a confiabilidade dos resultados. As amostras podem ser de cabelo, urina ou saliva, dependendo do tipo de exame. A coleta deve ser feita de forma que garanta a privacidade e o conforto do profissional, mas também evitando qualquer possibilidade de fraude, adulteração ou substituição.

- Deve ser garantido ao funcionário o direito de recusa em se submeter ao exame toxicológico, bem como o de as consequências dessa recusa.
- Análise laboratorial: No laboratório, as amostras são analisadas utilizando métodos científicos avançados para detectar a presença de qualquer substância psicoativa. Os exames confirmatórios e de contraprova devem estar previstos e empregar a metodologia de espectrometria de massas, uma técnica de análise extremamente precisa e que comprova a presença da substância, inclusive para fins legais.
- Comunicação dos resultados: Os resultados são confidenciais e comunicados diretamente ao profissional e à empresa, que tomará as medidas necessárias conforme as diretrizes estabelecidas em seu programa. Ao funcionário que cedeu a amostra biológica, deve ser concedido o direto de saber o resultado do seu exame a qualquer tempo.

Referências

AMERICAN PSYCHIATRIC ASSOCIATION. *Manual Diagnóstico e Estatístico de Transtornos Mentais*. 5. ed. Porto Alegre: Artmed, 2014.

BORINI, P.; GUIMARÃES, R. C.; BORINI, S. B. Usuários de drogas ilícitas internados em hospital psiquiátrico: padrões de uso e aspectos demográficos e epidemiológicos. *Jornal Brasileiro de Psiquiatria*, Rio de Janeiro, v. 52, n. 3, p. 171-179, jul./set. 2003.

CAFRUNI, K. H.; BROLESE, G.; LOPES, F. Tratamentos não farmacológicos para dependência química. *Diaphora*, [S.l.], v. 14, n. 1, p. 10-19, set. 2014.

DIEHL, A.; CORDEIRO, D. C.; LARANJEIRA, R. *Dependência química*: prevenção, tratamento e políticas públicas. Porto Alegre: Artmed, 2019.

HERNANDEZ, E. M. M.; RODRIGUES, R. M. R.; TORRES, T. M. *Manual de toxicologia clínica*: orientações para assistência e vigilância das intoxicações agudas. São Paulo: Secretaria Municipal da Saúde, 2017.

INSTRUÇÃO SUPLEMENTAR - IS Nº 120-002. Revisão D. Brasília, DF: Agência Nacional de Aviação Civil (ANAC), 2021. Disponível em: https://www.anac.gov.br/ assuntos/legislacao/legislacao-1/boletim- de-pessoal/2021/46/anexo-ii-is-no-120-002-revisao-d. Acesso em: 29 jun. 2025.

LARANJEIRA, R.; MADRUGA, C. S.; RIBEIRO, M.; PINSKY, I.; CAETANO, R.; MITSUHIRO, S. S. II LENAD - *Levantamento Nacional de Álcool e Drogas*. São Paulo: Instituto Nacional de Ciência e Tecnologia para Políticas Públicas do Álcool e Outras Drogas, Universidade Federal de São Paulo, 2012.

PLANO NACIONAL DE POLÍTICAS SOBRE DROGAS 2022-2027. Gustavo Camilo Baptista, Yana de Faria, Hugo Torres do Val. Brasília: Ministério da Justiça e da Segurança Pública, Conselho Nacional de Políticas sobre Drogas, 2022.

RANGÉ, B. (org.). *Psicoterapias cognitivo-comportamentais*: um diálogo com a psiquiatria. 2. ed. Porto Alegre: Artmed, 2011.

STAHL, S.; GRADY, M. M. *Transtornos relacionados a substâncias e do controle de impulsos*: Ilustrado. Porto Alegre: Artmed, 2016.

Organizadoras

Ana Cecilia Petta Roselli Marques

Médica psiquiatra; doutora em neurociências pela Universidade Federal de São Paulo (Unifesp); especialista em saúde pública e saúde mental pela Universidade Estadual de São Paulo (Unesp) e em psiquiatria pela Associação Brasileira de Psiquiatria (ABP/AMB). Atua como supervisora do Programa Periscópio, a política municipal de drogas da cidade de Tarumã (SP).

Alessandra Mendes Calixto

Enfermeira; doutora em enfermagem; consultora em dependência química do Hospital de Clínicas de Porto Alegre. Segunda vice-presidente da ABEAD (gestão 2023-2025).

Selene Franco Barreto

Psicóloga; especialista em tratamento e prevenção de drogas psicoativas. Atua como consultora de empresas para assuntos relacionados à dependência química. Presidente da Associação Brasileira de Estudos do Álcool e outras Drogas (ABEAD) na Gestão 2023/2025.

Autores

Aline Possa Silva Anjos

Assistente social; doutoranda em saúde pública pela Fiocruz; mestre em serviço social pela Universidade Federal do Rio de Janeiro (UFRJ); especialista em serviço Social e saúde pela Universidade Estadual do Rio de Janeiro (UERJ). Atua como assistente social no Corpo de Bombeiros do Rio de Janeiro.

Bárbara Noel

Médica. Atua há mais de 10 anos na área de saúde ocupacional. Lidera programas de saúde em empresas com foco no estado de completo bem-estar físico, mental e social dos trabalhadores.

Carla Maria Montalto

Administradora de empresas; MBA em marketing pela Escola de Administração de Empresas de São Paulo da Fundação Getulio Vargas (EAESP/FGV); especialização em dependência química pela Unidade de Pesquisa em Álcool e Drogas pela Universidade Federal de São Paulo (UNIFESP) e em toxicologia clínica e forense pela Unyleya; aperfeiçoamento em dependência química pelo Grupo Interdisciplinar de Estudos de Álcool e Drogas (GREA/USP).

Carolina Costa

Médica psiquiatra; mestre em psiquiatria pelo Instituto de Psiquiatria da Universidade Federal do Rio de Janeiro (IPUB/UFRJ). Atua como psiquiatra da Universidade Federal do Rio de Janeiro (PROJAD/IPUB e SPPM/HUCFF). Vice-presidente da ABEAD na gestão 2023-2025.

Fabiano Ciochetta

Psicólogo; doutor e mestre pelo Programa de Pós-Graduação em Psicologia da Universidade Federal do Rio Grande do Sul (UFRGS); atualmente especializando em Terapia Sistêmica Individual, Conjugal e Familiar pelo CEFI (Centro de Estudos da Família e do Indivíduo). É editor-adjunto da *Revista Diaphora*, periódico científico da Sociedade de Psicologia do Rio Grande do Sul (SPRGS).

Felix Kessler

Médico psiquiatra; doutor e mestre em psiquiatria e ciências do comportamento. Foi coordenador do mestrado profissional em álcool e drogas do Hospital de Clínicas de Porto Alegre (HCPA). Atua como professor adjunto do Departamento de Psiquiatria e Medicina Legal da Universidade Federal do Rio Grande do Sul (UFRGS). Atualmente, é chefe do Serviço de Psiquiatria de Adições e Forense do HCPA, Diretor de Publicações do Centro de Estudos Luís Guedes (CELG) e Editor da *Revista Brasileira de Psicoterapia*.

José Mauro Braz de Lima

Médico; doutor e mestre em medicina/neurologia pela Universidade Federal do Rio de Janeiro (UFRJ); pós-doutor em neurociência pela Universidade de Paris; especialista em neurologia pela PUC-RJ.

Katia Regina Figueira

Psicóloga; mestre em saúde coletiva pela Universidade Federal Fluminense (UFF); coautora dos livros *O longo amanhecer do Sistema Único de Saúde* e *Consórcios públicos de saúde*.

Laiane Caroline Andrade Pedroso

Psicóloga e administradora de empresas; pós-graduada em gestão empresarial, recursos humanos e formação em terapia cognitivo-comportamental. Atua como psicóloga clínica e consultora de empresas. É implementadora da NR-1 e impulsionadora de ações alinhadas aos Objetivos de Desenvolvimento Sustentável (ODS).

Marcio Wagner Camatta

Enfermeiro; doutor em enfermagem. Atua como professor da Escola de Enfermagem da Universidade Federal do Rio Grande do Sul (UFRGS) e chefe de serviço de enfermagem em adições do Hospital de Clínicas de Porto Alegre.

Nino Cesar Marchi

Psicólogo; doutorando em psiquiatria e ciências do comportamento pela Universidade Federal do Rio Grande do Sul (UFRGS); especialista em eependência química pela Universidade Federal de São Paulo (Unifesp). Atua como professor do curso de capacitação da FEBRACT e como professor convidado das residências de psiquiatria do Hospital Bruno Born e da Divina Providência. É editor-chefe de *A Diaphora*, revista da Sociedade de Psicologia do Rio Grande do Sul, e diretor de serviços da Família Casa Tahoma - Sober Living House.

Ricardo de Almeida Sebba

Médico; pós-graduado em ginecologia/obstetrícia pelo Hospital Maternidade Carmela Dutra (RJ); especialista em medicina do trabalho. Atuou como médico do trabalho e coordenador operacional de saúde na Firjan; gerente de saúde corporativa na FAPES/BNDES; e responsável pela saúde corporativa na Light e Enel Green Power. Atua como consultor em saúde corporativa para V.tal, NIO e Beep Saúde; é diretor clínico da Clínica San Charbel (RJ).

Thiago Henrique Roza

Médico psiquiatra; doutor em psiquiatria e ciências do comportamento; especialista em psicoterapia. Atua como professor adjunto no Departamento de Medicina Forense e Psiquiatria da Universidade Federal do Paraná.

FSC
www.fsc.org
MISTO
Papel | Apoiando uma gestão florestal responsável
FSC® C092828

2023
CARBON NEUTRAL
SAVE cerrado

Construindo ideias
e conectando mentes

Este livro foi composto com tipografia Minion Pro
e impresso em papel Offset 90g. em setembro de 2025.